डेयरी पशुपालन दिग्दर्शिका

डेयरी पशुपालन दिग्दर्शिका

लेखकः

डॉ. दीपक उपाध्याय

डॉ. शुभाशीष साहू

डॉ. (श्रीमती) मधु मिश्रा

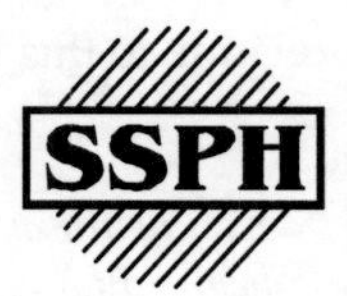

सतीश सीरियल पब्लिशिंग हाउस

403, एक्सप्रेस टॉवर, वाणिज्यिक परिसर, आजादपुर, नई दिल्ली–110033

दूरभाषः 011–27672852 फेक्सः 91–11–27672046

ईमेलः info@satishserial.com, hkjain1975@yahoo.com

वैबसाईटः www.satishserial.com

Published by :

SATISH SERIAL PUBLISHING HOUSE

403, Express Tower, Commercial Complex, Azadpur, Delhi-110033 (INDIA)
Phone : 011-27672852 Fax : 91-11-27672046
E-mail : info@satishserial.com, hkjain1975@yahoo.com

ISBN 978-93-88020-73-2

Composed, Designed & Printed in India

लेखकों का परिचय

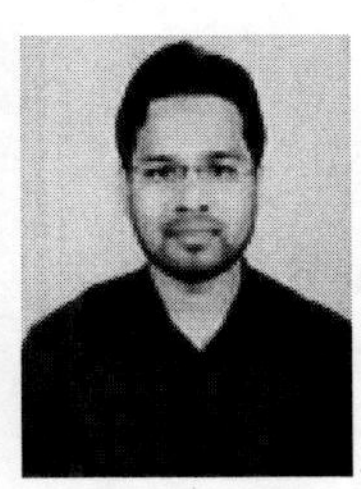

डॉ. दीपक उपाध्याय

शैक्षणिक योग्यता : बी.व्ही.एस. सी. एंड ए.एच., पीएच.डी.

(पशुधन उत्पादन एवं प्रबंधन)

वर्तमान पदः वैज्ञानिक, पादप–पशु सम्बंधित विभाग, भारतीय चरागाह एवं चारा अनुसन्धान संस्थान, झाँसी, उत्तर प्रदेश

संक्षिप्त परिचयः वर्तमान में लेखक पशुधन उत्पादन और प्रबंधन के क्षेत्र में अनुसंधान, शिक्षा और प्रसार के कार्यों में वैज्ञानिक (ए.आर.एस.) के पद पर संलग्न हैं। इन्होंने अपना पीएच. डी. का शोध कार्य पशु चिकित्सा विज्ञान के क्षेत्र में भारत के सर्वोच्च संस्थान "भारतीय पशु चिकित्सा अनुसंधान संस्थान" बरेली, से सिल्वर मैडल के साथ पशुओं के आवास प्रबंधन सम्बंधित विषय में पूर्ण किया है। पीएच.डी. के लिए भारत सरकार द्वारा डी.एस.टी. की इंस्पायर फ़ेलोशिप एवं एस. आर. एफ. भी इन्हें प्राप्त हुई है। इनके कई शोध पत्र राष्ट्रीय एवं अंतर्राष्ट्रीय शोध पत्रिकाओं में प्रकाशित हो चुके हैं। लेखक ने छात्रों एवं पशुपालकों के लिए कई शिक्षण सामग्री एवं तकनीकी लेख विभिन्न विषयों पर प्रकाशित किये हैं। लेखक ने भारत सरकार एवं विभिन्न राज्य सरकारों द्वारा आयोजित कृषक प्रशिक्षणों में भी विशेषज्ञ की भूमिका निभाई है। पशुपालन एवं चारा उत्पादन से सम्बंधित दो मोबाइल एप्लीकेशन विकसित करने में भी लेखक का योगदान है।

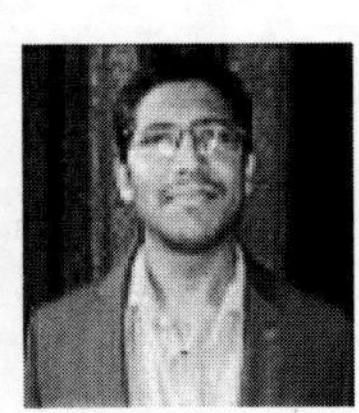

डॉ. शुभाशीष साहू

शैक्षणिक योग्यता : बी.व्ही.एस.सी. एंड ए.एच., पीएच.डी.

(पशुधन उत्पादन एवं प्रबंधन)

वर्तमान पदः वैज्ञानिक, लाला लाजपत राय पशु चिकित्सा एवं पशु विज्ञान विश्वविद्यालय, हिसार, हरियाणा

संक्षिप्त परिचयः वर्तमान में लेखक पशुधन उत्पादन और प्रबंधन में पिछले 5 वर्षों से अध्यापन, शोध एवं प्रसार कार्यों में संलग्न हैं। लेखक को स्नातक और स्नातकोत्तर में सर्वश्रेष्ठ प्रदर्शन के लिए उड़ीसा कृषि एवं प्रौद्योगिकी विश्वविद्यालय द्वारा स्वर्ण पदक प्रदान किया गया है। इन्हें भारतीय कृषि अनुसन्धान संस्थान की जे.आर.एफ. एवं एस.आर.एफ फेलोशिप से सम्मानित किया गया है। इसके अतिरिक्त यू.जी.सी. एवं डी.एस.टी. द्वारा फेलोशिप एवं विभिन्न पुरस्कार भी लेखक ने प्राप्त किये हैं। आई.एस.ए.पी.एम. सोसाइटी द्वारा इन्हें युवा वैज्ञानिक पुरस्कार से नवाजा गया है। इनके 20 से अधिक शोध पत्र राष्ट्रीय एवं अंतर्राष्ट्रीय पत्रिकाओं में, 15 लोकप्रिय लेख एवं मैनुअल आदि प्रकाशित हुए हैं।

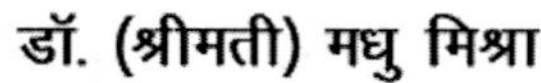

डॉ. (श्रीमती) मधु मिश्रा

शैक्षणिक योग्यता : बी.व्ही.एस. सी. एंड ए.एच., पीएच.डी. (वेटरनरी जीवाणु विज्ञान)

वर्तमान पदः पशु चिकित्सा सहायक सल्यज्ञ (म.प्र. सरकार)

संछिप्त परिचयः वर्तमान में लेखक राजपत्रित अधिकारी के तौर पर पशु चिकित्सा, प्रशिक्षण, पशु बीमा, टीकाकरण, योजनाओं और तकनीकों के प्रचार–प्रसार, एवं पशुधन से सम्बंधित अन्य कार्यों में संलग्न हैं। लेखक को शोध कार्य करने के लिए भारतीय कृषि अनुसन्धान परिषद् से जूनियर रिसर्च फेलोशिप भी प्राप्त हुई है। किसानों एवं पशु–पालकों से सम्बंधित पशुपालन में आने वाली व्यवहारिक समस्याओं का इन्हें अनुभव है।

प्रस्तावना

भारत देश की अर्थव्यवस्था मुख्यतः कृषि पर आधारित है एवं इसकी अधिकतर आबादी ग्रामीण परिवेश में निवास करती है। कृषि एवं पशुपालन व्यवसाय मुख्यतः ग्रामीण व्यवसाय हैं एवं दोनों एक–दूसरे से जुड़े हुए हैं। पशुपालन में सबसे अधिक प्रचलित एवं प्राचीन व्यवसाय डेयरी पशुपालन माना जाता है जो अब स्वरोजगार के एक साधन के रूप में सामने आ रहा है। भारत में डेयरी उद्योग तेजी से बढ़ रहा है। अब इसका विस्तार सीमान्त किसानों के जीविकोपार्जन से आगे निकलकर व्यावसायिक रूप में हो रहा है। वर्तमान समय में भारत को दुग्ध उत्पादन में सर्वश्रेष्ठ देश होने का गौरव प्राप्त है। विश्व के कुल दुग्ध उत्पादन में 18% हिस्सा हमारा देश उत्पादित कर रहा है। वर्तमान समय में पढ़े–लिखे युवक–युवती और ग्रामीण महिलायें अब इस रोजगार की तरफ अपनी रुचि दिखा रहे हैं। डेयरी पशुपालन में अनुभव के साथ–साथ पर्याप्त जानकारी की भी बहुत अधिक आवश्यकता होती है। गाय एवं भैंस हमारे देश के मुख्य डेयरी पशुओं में आते हैं। दुग्ध उत्पादक किसानों द्वारा दोनों तरह के पशु पाले जाते हैं। किसानों के लिए अधिक दुग्ध उत्पादन के लिए अच्छी नस्ल के चयन के साथ ही उनका उचित प्रबंधन भी अत्यंत आवश्यक होता है। प्रायः पशुपालकों को डेयरी पशुओं से सम्बंधित बहुत सी सामान्य बातों की जानकारी ना होने से उन्हें इस व्यवसाय में आर्थिक हानि हो जाती है। इसके साथ ही ऐसे युवक–युवतियां जो डेयरी फार्म शुरू करने के लिए सोच रहे होते हैं, उन्हें भी डेयरी व्यवसाय के कई तकनीकी पहलुओं के बारे में जानना आवश्यक होता है।

डेयरी पशुपालन संबंधित अधिकतर किताबें अंग्रेजी भाषा में होने के कारण बहुत से पशुपालक इन जानकारियों से अछूते रह जाते हैं। साथ ही पशुपालन से सम्बंधित विदेशी किताबों में दी गयी जानकारी का अनुसरण भारतीय परिवेश में करना अव्यवहारिक है। इन्टरनेट पर भी आजकल डेयरी से सम्बंधित जानकारियां प्राप्त की जा सकती हैं परन्तु इन जानकारियों की सम्पूर्णता और विश्वसनीयता का अभाव होता है। डेयरी पशुपालन विषय पर किसानों एवं नए उद्यमियों हेतु हिंदी पुस्तकों और जानकारी के अभाव को देखते हुए "डेयरी पशुपालन दिग्दर्शिका" शीर्षक की इस पुस्तक में गाय एवं भैंस पालन से सम्बंधित सभी आवश्यक जानकारियों को सरल भाषा में उपलब्ध करने का प्रयास किया गया है। इस पुस्तक में डेयरी पशुपालन से सम्बंधित सभी आयामों जैसे भारत में डेयरी पशुओं की नस्ल और उनका चयन, आवास प्रबंधन, पोषण प्रबंधन, प्रजनन, स्वास्थ एवं रख–रखाव सम्बंधित कई विषयों पर प्रकाश डाला गया है। इसके साथ ही डेयरी फार्म में होने वाले सामान्य कार्यों, रिकॉर्ड का रख–रखाव और उपकरणों का वर्णन भी इस पुस्तक में किया गया है। पुस्तक के अंत में पशुपालकों द्वारा पूछे जाने वाले सभी सामान्य प्रश्न और उनके उत्तर भी

इस पुस्तक में प्रस्तुत किये गए हैं। इस पुस्तक में दी गयी जानकारियों का प्रयोग कर पाठक डेयरी पशुपालन के विषय में विस्तृत ज्ञान अर्जन कर अपने व्यवसाय को सफल बना सकते हैं।

मैं अपने माता–पिता, छोटे भाई डॉ. संदीप एवं समस्त गुरुजनों का समर्पित हृदय से आभार व्यक्त करता हूँ, जिन्होंने मुझे इस पुस्तक लेखन के योग्य बनाया। मैं पुस्तक लेखन के समय दिए गए सहयोग एवं उत्साहवर्धन के लिए मुझसे जुड़े सभी लोगों का आभार व्यक्त करता हूँ।

मुझे आशा है कि डेयरी पशुपालन से सम्बंधित जानकारी में रुचि रखने वाले किसानों, नए उद्यमियों, छात्रों, युवक–युवतियों और अन्य सभी पाठकों के लिए यह पुस्तक उपयोगी सिद्ध होगी एवं वैज्ञानिक पशु–प्रबंधन पद्धतियों की जागरूकता फैलाने में सहायक होगी।

डॉ. दीपक उपाध्याय

विषय–सूची

अध्याय 1

भारत में पशुपालन का परिचय

भारत एक कृषि प्रधान देश है जिसकी अर्थव्यवस्था छोटे एवं सीमान्त किसानों पर आधारित है। भारत में पशुपालन ग्रामीण व्यवसाय है एवं यह मुख्यतः छोटे एवं मंझोले किसानों व भूमिहर मजदूरों की आय का मुख्य स्त्रोत है। भारत में पशुधन की 70% आबादी इसी वर्ग के द्वारा पाली जा रही है। पशुपालन, विशेषकर दुग्ध उत्पादन द्वारा ग्रामीण गरीब आबादी को वर्ष भर रोजगार उपलब्ध रहता है। प्रमुखतः ग्रामीण महिलाएं पशुपालन से सम्बंधित कार्यों से जुड़ी हुई हैं। इस प्रकार पशुपालन महिला सशक्तिकरण में भी अपनी बहुमूल्य भूमिका निभाता है।

निम्नलिखित बिंदु भारत में पशुधन के महत्व को प्रदर्शित करते हैं:

- हमारे देश में पशुधन की संख्या विश्व में सर्वाधिक (लगभग 512 मिलियन) हैं।
- भारत विश्व में भैंसों की संख्या में प्रथम, गायों एवं बकरियों में द्वितीय, भेड़ों में तृतीय एवं कुक्कुट में पांचवें स्थान पर है।
- वर्तमान में हमारे देश में गौवंशीय पशुओं की संख्या 190 मिलियन, बकरी वंशीय पशु 135 मिलियन एवं भैंस वंशीय पशु 108 मिलियन है।
- हमारे देश में पूरी दुनिया के लगभग 15% गौवंशीय पशु, 55% भैंस, 18% बकरी, 7% भेड़ें एवं 5% मुर्गियां पाई जाती हैं।
- हमारे देश में सर्वाधिक पशु उत्तर प्रदेश में पाये जाते हैं। गायों की संख्या में मध्य प्रदेश, भैंसों की संख्या में उत्तर प्रदेश, बकरियों की संख्या में राजस्थान एवं भेड़ों की संख्या में आंध्र प्रदेश अग्रणी राज्य हैं।
- भारत 165.4 मिलियन टन दूध उत्पादन के साथ विश्व में प्रथम स्थान पर है जो कि एक मिसाल है। उत्तर प्रदेश देश में दूध उत्पादन में अग्रणी राज्य है।
- हमारे देश में प्रति व्यक्ति प्रतिदिन दूध उपलब्धता लगभग 355 ग्राम है।

- हमारे देश में कुल उत्पादित दूध में भैंसों की हिस्सेदारी लगभग 49.2% एवं गायों की 47.3% है।
- भारत अंडा उत्पादन में 88 बिलियन के साथ विश्व में तृतीय, तथा मांस उत्पादन में सातवें स्थान पर है।
- भारतीय सकल घरेलू उत्पाद में पशुधन एवं डेयरी क्षेत्र की भागेदारी लगभग 4.5% की है। जबकि कृषि के सकल घरेलू उत्पाद में पशुपालन 25.8% हिस्सेदारी रखता है, जो कि अत्यंत सराहनीय है।

कुल पशुधन की संख्या में भारत का विश्व में प्रथम स्थान है, साथ ही दुग्ध उत्पादन में भी भारत सर्वोच्च स्थान पर है। परन्तु बढ़ती आबादी एवं पशु उत्पादों की बढ़ती हुई मांग को देखते हुए पशुधन उत्पादन में अभी अनेक सुधारों की आवश्यकता है। इतना विशाल पशुधन होने के बावजूद भी, भारत में प्रति पशु उत्पादकता अपेक्षा से कम है। इसका मुख्य कारण, कम दूध उत्पादकता वाले पशु, उचित पोषण व्यवस्था की कमी, अवैज्ञानिक ढंग से पशुपालन आदि हैं। वर्तमान में स्वरोजगार को बढ़ावा देने के लिए सरकार द्वारा पशुपालन पर विशेष ध्यान दिया जा रहा है। इसमें डेयरी फार्मिंग स्वरोजगार के एक महत्वपूर्ण साधन के रूप में सामने आ रहा है। विशेषकर युवा वर्ग में डेयरी फार्मिंग को व्यवसाय के रूप में अपनाने के लिए अधिक उत्साह है। इसे ध्यान में रखते हुए यह पुस्तिका डेयरी फार्मिंग से सम्बंधित सभी जरूरी तकनीकी जानकारियां सरल भाषा में उपलब्ध कराने के उद्देश्य से बनाई गई है। इस पुस्तिका में दुधारू पशुओं की नस्लें, आवास, पोषण, रख–रखाव, टीकाकरण इत्यादि की जानकारी दी गयी है।

❒❒❒

अध्याय 2

दुधारू गाय एवं भैंसों की प्रमुख नस्लें, उनका चयन और खरीद

दुधारू गायों की भारतीय नस्लें

1. साहीवाल

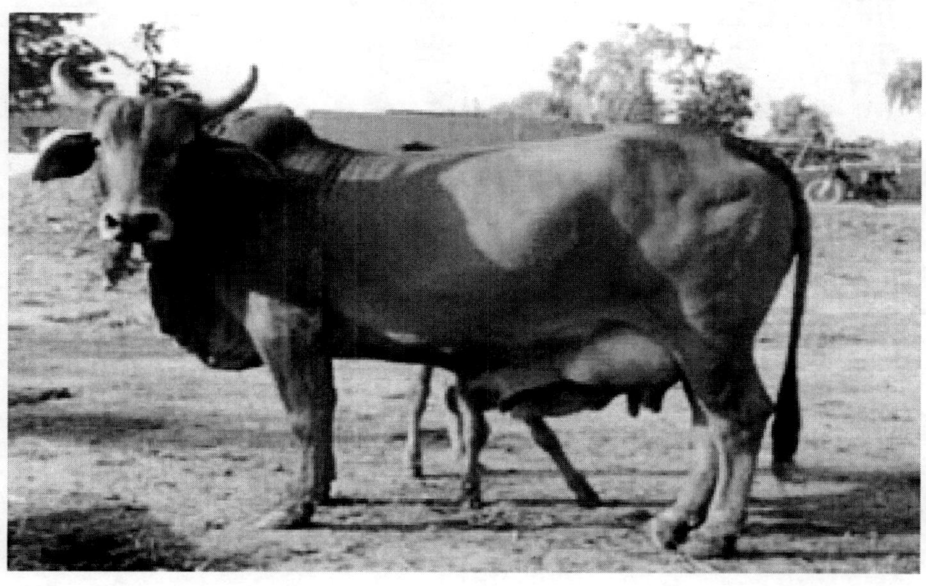

मूल स्थानः पंजाब, हरियाणा इसका मूल स्थान है। इसके अलावा उ.प्र., दिल्ली, बिहार व मध्य प्रदेश आदि राज्यों के सरकारी और गैर–सरकारी डेयरी फार्म में भी उपलब्ध है।

मुख्य विशेषताएंः इसे भारत की सर्वोत्तम दुधारू गाय की नस्ल माना जाता है। इसका रंग गहरा लाल और सींग छोटे होते हैं। इसमें गल्कम्ब व नाभि लटकन लम्बे होते हैं। यह प्रति ब्यांत औसतन 2325 कि.ग्रा. दूध दे सकती है।

2. लाल सिन्धी

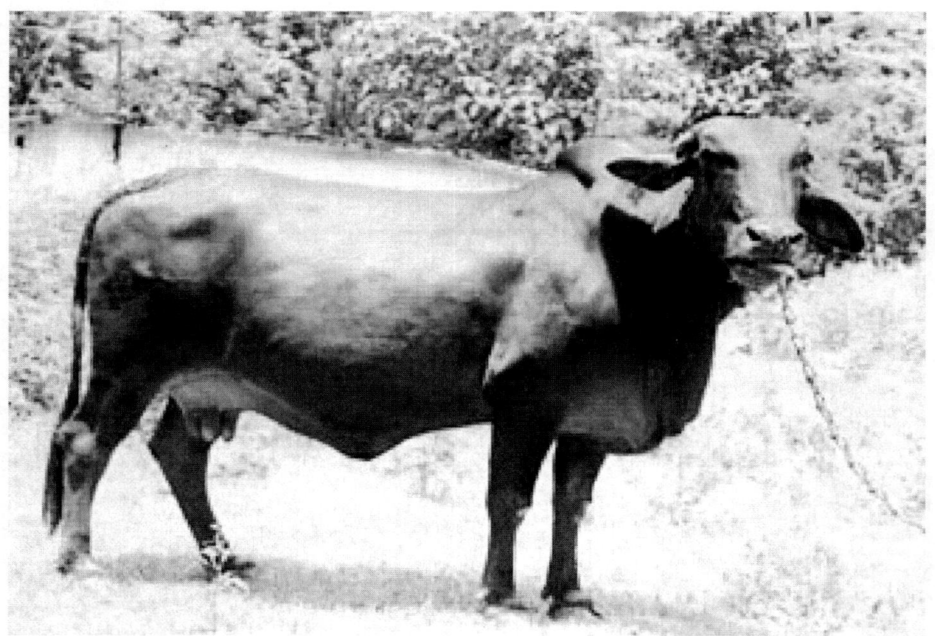

मूल स्थानः यह मूलतः पाकिस्तान (सिंध प्रान्त) की नस्ल है, लेकिन भारत के सीमावर्ती इलाकों में भी यह नस्ल उपलब्ध है। सेंट्रल केटल ब्रीडिंग फार्म, चिपलीमा, उड़ीसा और कालसी, देहरादून में भी यह नस्ल उपलब्ध है।

मुख्य विशेषताएंः इस नस्ल की वयस्क गाय लगभग 320–350 कि.ग्रा. और बैल 450–500 कि. ग्रा. का होता है। इसका रंग गहरा लाल होता है। प्रति ब्यांत औसतन 1840–2000 कि.ग्रा. दूध देती है। इसके दूध में लगभग 4–5% वसा पाया जाता है।

3. गिर

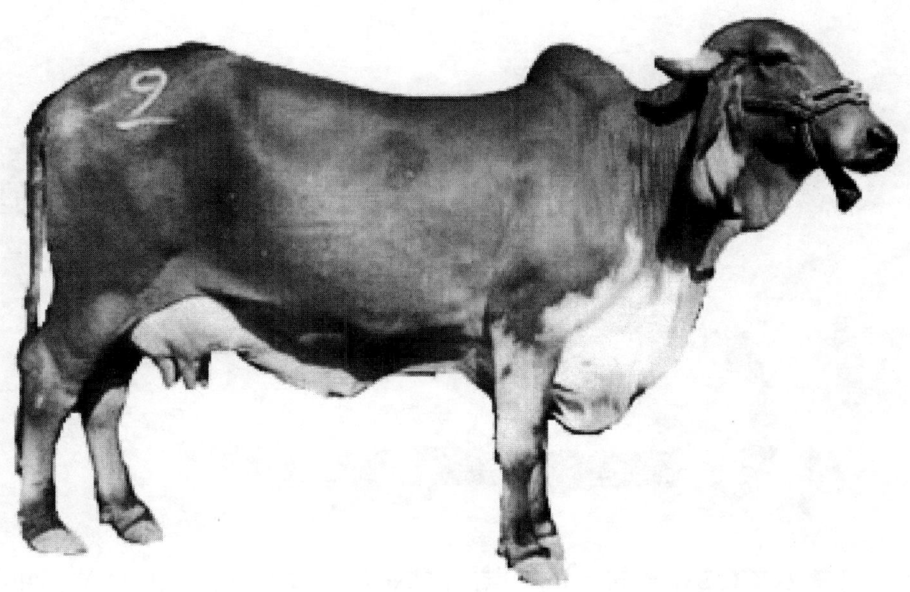

मूल स्थानः यह गुजरात के गिर पहाड़ियों और सौराष्ट्र क्षेत्र में उत्पन्न हुई है। पश्चिम कठियावाड़ के जूनागढ़, भावनगर, राजकोट, अमरेली आदि जिलों में पायी जाती है। इसे कठियावाड़ी या सूरती के नाम से भी जाना जाता है।

मुख्य विशेषताएंः सफेद चित्तीदार लाल/भूरे रंग की नस्ल है। काले और सफ़ेद रंग भी पाए जाते हैं। इसका शरीर लम्बा–चौड़ा होता है और माथा उठा हुआ रहता है। इसके अर्ध–चंद्राकार सींग और लम्बे पत्तीनुमा लटकते हुए कान होते हैं। प्रति ब्यांत औसतन 2110 कि.ग्रा. दूध देती है।

4. थारपारकर

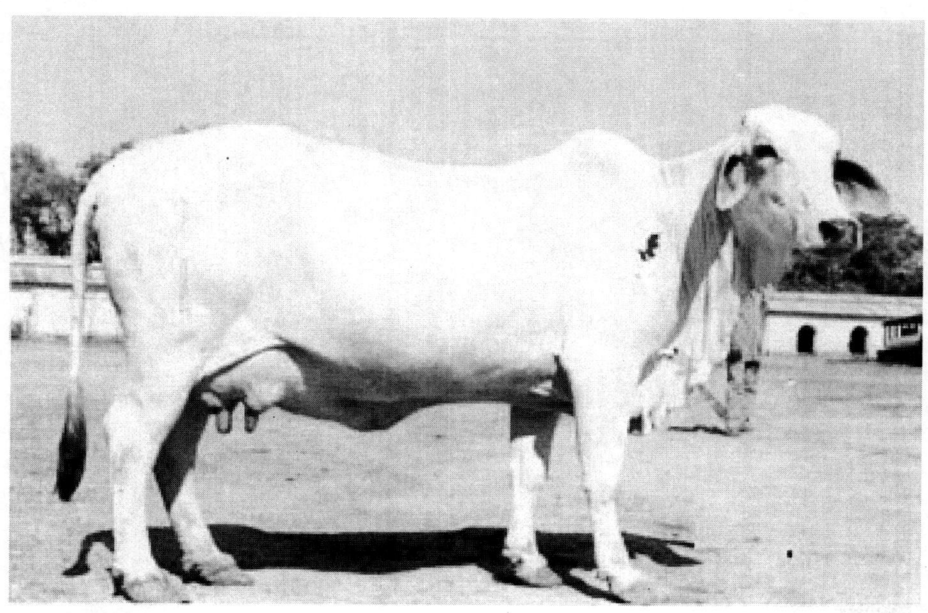

मूल स्थानः इस नस्ल की उत्पत्ति पाकिस्तान के सिंध प्रान्त से हुई है। थार मरुस्थल के नाम पर इसका नाम रखा गया है। यह नस्ल पश्चिमी राजस्थान के बाड़मेर, जैसलमेर, जोधपुर और गुजरात के कच्छ जिले में पाई जाती है। इसे सफ़ेद सिन्धी या थारी के नाम से भी जाना जाता है।

मुख्य विशेषताएंः यह अत्यधिक गर्मी को भी आसानी से सहन कर लेती है। इसका रंग सफेद से धूसर (स्लेटी) होता है। इसका चेहरा लम्बा और मध्यम आकार के सींग होते हैं। प्रति ब्यांत औसतन 1749 कि.ग्रा. दूध देती है।

दुधारू गायों की विदेशी नस्लें

1. **होलेस्टीयन फ्रिस्चियन (एच.एफ)**

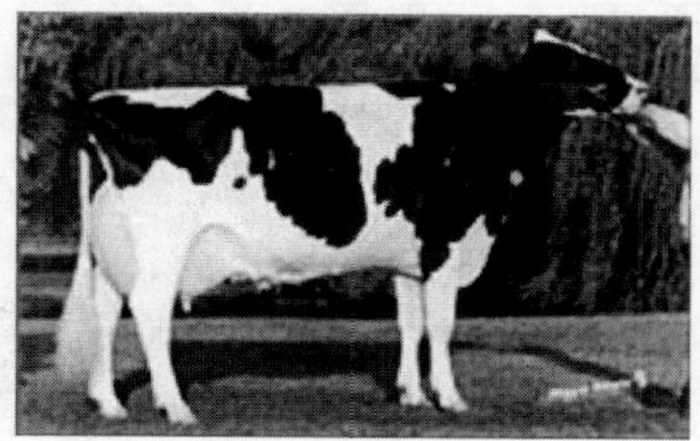

यह मूल रूप से नीदरलैण्ड (उत्तरी हॉलेंड और पश्चिमी फ्राइज लैंड) में पायी जाती है।

यह विश्व की सबसे अधिक दूध देने वाली गाय की नस्ल है। इसका वजन भी बहुत अधिक (550 कि. ग्रा.) होता है। इसका रंग काला एवं सफेद चित्तीदार होता है। यह प्रति ब्यांत लगभग 6000–7000 लीटर दूध देती है।

2. **जर्सी**

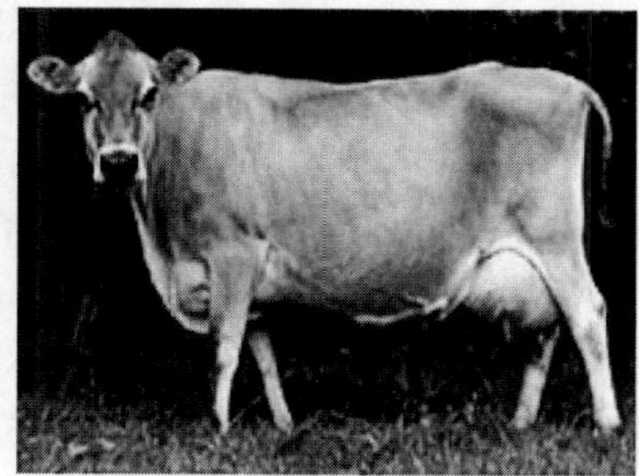

यह नस्ल ब्रिटिश क्षेत्र के जर्सी द्वीप (चैनल द्वीप) पर उत्पन्न हुई है। परन्तु अब विश्व में लगभग हर देश में यह नस्ल पाई जाती है। भारत में भी इस नस्ल का प्रयोग क्रॉस–ब्रीडिंग में किया गया है।

इस नस्ल का रंग हल्का लाल या बादामी होता है जिस पर सफेद रंग के धब्बे होते हैं। इनका आकार छोटा होता (400 कि.ग्रा.) है। सींग छोटे अन्दर की ओर मुड़े हुए तथा माथा, कंधा एवं पीठ समतल होती है। यह प्रति ब्यांत औसतन 4500 लीटर दूध देती है। इनके दूध में 4.5–5% वसा होता है।

3. **ब्राउन स्विस**

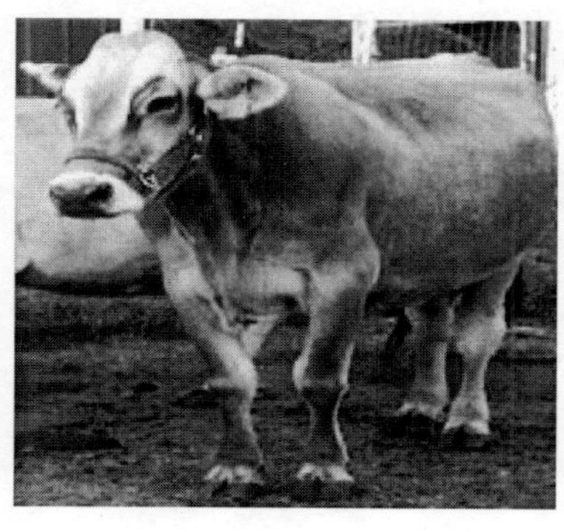

इस नस्ल का मूल स्थान स्विट्जरलैण्ड के स्विस एल्प पहाड़ी स्थान में है।

ये बड़े डील–डौल वाली हल्के भूरे रंग की होती है, जिनकी पीठ एवं गर्दन ऊपर से सीधी होती है। यह प्रति ब्यॉत लगभग 5000 लीटर दूध देती है। होलेस्टीयन फ्रिस्चियन नस्ल के बाद इस नस्ल की गाय को विश्व में अधिक दूध उत्पादन के लिए जाना जाता है।

भारत में दुधारू गाय की संकर नस्लें

1. **करन स्विस**

इस संकर नस्ल को राष्ट्रीय दुग्ध अनुसन्धान संस्थान (एन.डी.आर.आई.), करनाल द्वारा ब्राउन स्विस एवं साहिवाल/लाल–सिन्धी नस्ल के संयोग से विकसित किया गया है।

इस नस्ल की गाय लाल रंग की होती है। यह औसतन लगभग 3316 लीटर दूध प्रति ब्यांत देती है।

2. **करन फ्राइज**

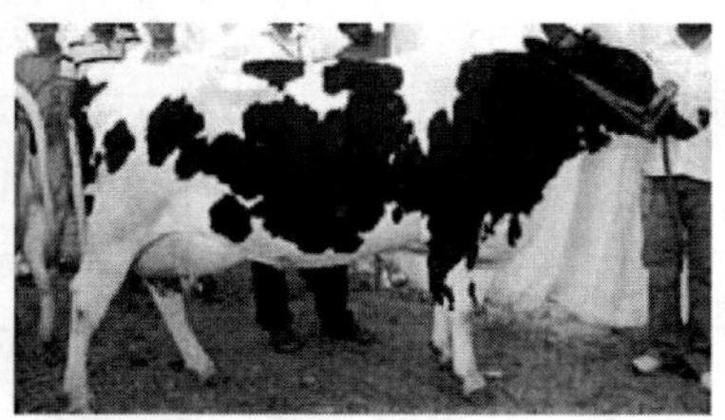

इस संकर नस्ल को राष्ट्रीय दुग्ध अनुसन्धान संस्थान (एन.डी.आर.आई.), करनाल द्वारा थारपारकर एवं होलेस्टीयन फ्रिस्चियन नस्ल के संयोग से विकसित किया गया है।

इस नस्ल की गाय के शरीर पर काला धब्बा एवं कभी–कभी पूर्णतः काला शरीर एवं लाल पर सफेद धब्बा पाया जाता है। यह प्रति ब्यांत लगभग 3393 लीटर दूध देती है।

3. **फ्रीजवाल**

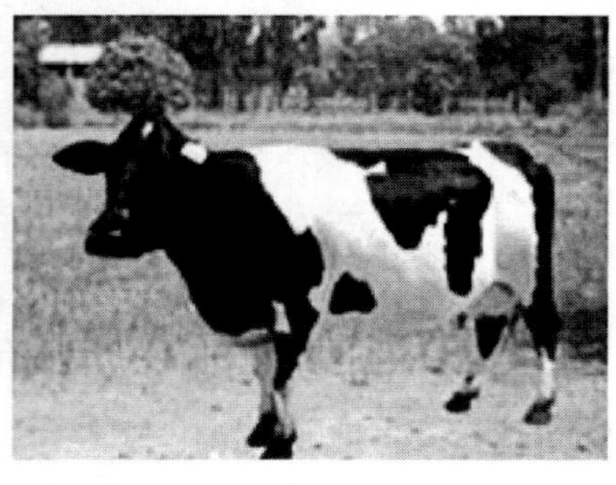

यह नस्ल केन्द्रीय गौवंश अनुसन्धान संस्थान, मेरठ में एच.एफ. और साहिवाल गाय के संयोग से विकसित की गयी है।

इसका रंग काला–सफ़ेद मिश्रित होता है। इनका आकार मध्यम से बड़ा होता है। इनका अयन पूर्ण विकसित होता है। प्रति ब्यांत यह गाय लगभग 3312 ली. दूध देती है।

दुधारू भैंस की भारतीय नस्लें

1. मुर्रा

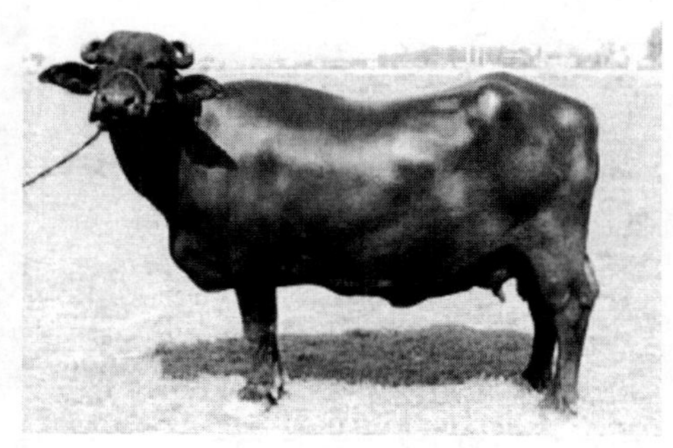

मूल स्थानः हरियाणा के रोहतक, झज्झर, हिसार, जींद जिले और पश्चिमी पंजाब व दिल्ली इसका मूल स्थान है। भारत के सभी राज्यों में मुर्रा नस्ल की भैंस पशुपालकों द्वारा पाली जा रही है एवं दूध उत्पादन के लिए भैंस की इस नस्ल को बहुत पसंद किया जाता है। इसे कुण्डी या दिल्ली भैंस के नाम से भी जाना जाता है।

मुख्य विशेषताएंः यह भारत की सर्वोत्तम दुधारू भैंस नस्ल है। इसका रंग गहरा काला और पूंछ के बाल सफेद और आँखें काले रंग की होती हैं। वयस्क भैंस का वजन 450 से 500 किलो तक होता है। इसके सींग अत्यधिक घुमावदार या मुड़े हुए होते हैं। प्रति ब्यांत औसतन 1752 कि.ग्रा. दूध देती है। दूध में औसत 7.3% फैट होता है।

2. नीली रावी

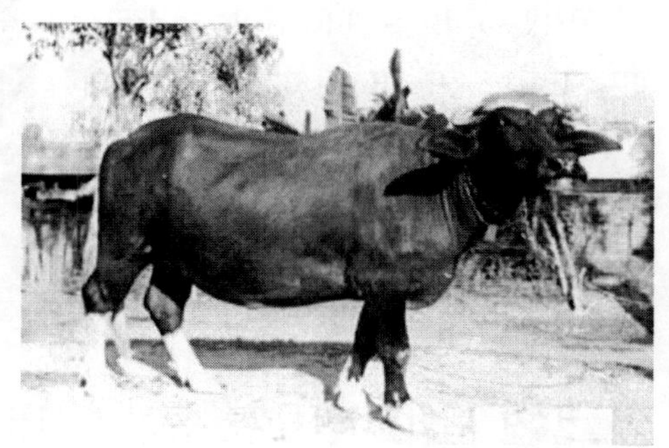

मूल स्थानः पंजाब के फिरोजपुर, अमृतसर और अन्य कई जिलों में पायी जाती है। इसको नीली या पंचकल्याणी नाम से भी जाना जाता है।

मुख्य विशेषताएंः यह दिखने में मुर्रा नस्ल से मिलती–जुलती है। इसका रंग काला होता है। परन्तु इसके माथे, पूंछ और पैरों में सफेद धब्बे इसकी विशेष पहचान होते हैं। इसलिए इसे पंच कल्याणी भी कहते हैं। इसकी सफेद आँखें इसकी विशेषता हैं। प्रति ब्यांत औसतन 1850 कि.ग्रा. दूध देती है। दूध में औसत 6.8% फैट होता है।

3. सूरती

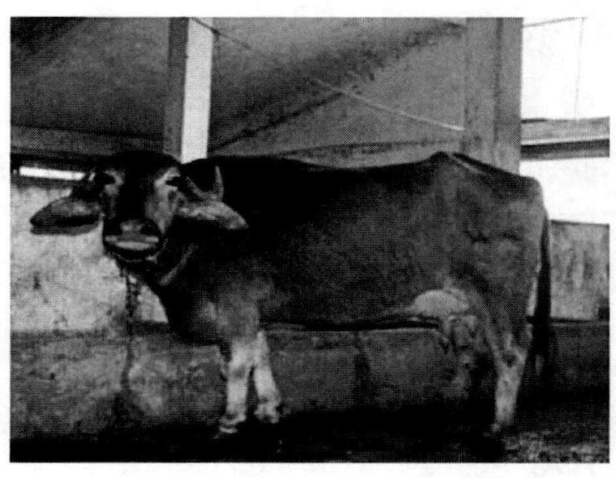

मूल स्थानः गुजरात के बड़ौदा, खेड़ा, भरूच, आनंद एवं सूरत जिले में पाई जाती है। इसे चरोतरी के नाम से भी जाना जाता है, क्योंकि आनंद और खेड़ा जिले को चरोतर क्षेत्र कहते हैं।

मुख्य विशेषताएंः रंग चमकीला स्लेटी या काला होता है। इनके सींग हंसियाकर होते हैं। इसका शरीर मुर्रा से छोटा होता है। कुछ पशुओं में इसके गर्दन के नीचे दो हलके रंग की धरियां होती हैं। इनकी पीठ सीधी होती है। प्रति ब्यांत औसतन 1667 कि.ग्रा. दूध देती है। दूध में औसत 7.02% फैट होता है।

4. जाफराबादी

(www-nbagr-res-in)

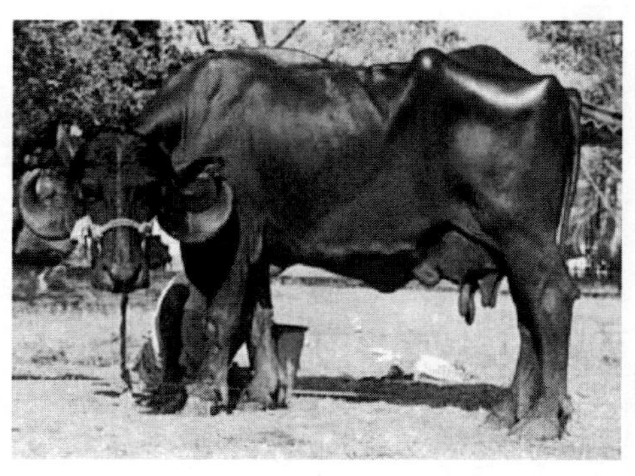

मूल स्थानः गुजरात के काठियावाड़ के गिर जंगल क्षेत्र में पायी जाती है। गुजरात के अमरेली, जामनगर, जूनागढ़, भावनगर, राजकोट आदि जिलों में पाली जाती है। इसे भावनगरी या गिर नाम से भी जाना जाता है। गुजरात में मालधारी समुदाय के लोगों द्वारा इस नस्ल को लम्बे समय से पाला जा रहा है।

मुख्य विशेषताएंः यह भारत में भैंस की सबसे वजनदार नस्ल है। इसका शरीर भारी–भरकम होता है एवं वयस्क भैंस का वजन 620 कि.ग्रा. तक हो सकता है। इनका रंग काला होता है। सींग लटके हुए एवं कोनों पर मुड़े हुए होते हैं जिस कारण इनकी आँख छोटी दिखाई देती है। प्रति ब्यांत औसतन 2239 कि.ग्रा. दूध देती है। दूध में औसत 7.68% फैट होता है।

5. भदावरी

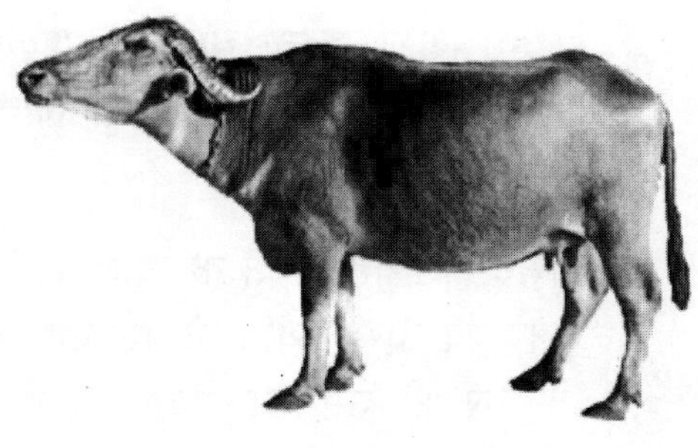

मूल स्थानः उत्तर प्रदेश में आगरा व इटावा, मध्य प्रदेश में मुरैना, भिंड इसका मूल स्थान है।

मुख्य विशेषताएंः इनका आकार मध्यम होता है, रंग ताम्बे जैसा होता है एवं गर्दन के नीचे दो सफेद पट्टियां होती हैं। प्रति ब्यांत औसतन 1294 कि. ग्रा. दूध देती है। दूध में औसत 8 से 12% फैट होता है जो कि सभी भैंसों में सर्वाधिक है।

डेयरी पशुओं का चयन एवं खरीद

- गाय अथवा भैंस एवं इनकी उचित नस्लों का चयन स्थानीय परिस्थितियों एवं बाजार को ध्यान में रखकर करना चाहिए। विदेशी नस्लें भारत के गर्म वातावरण में अनुकूलित नहीं हो पाती हैं। अतः संकर या देशी नस्लों के चयन को प्राथमिकता देनी चाहिए।
- पशु रोगमुक्त, तंदुरुस्त एवं सीधा–सादा होना चाहिए। यदि संभव हो तो खरीदने से पूर्व पशु चिकित्सक से परामर्श कर ब्रुसेलोसिस, टी.बी. इत्यादि बीमारी की जांच करवा लें।

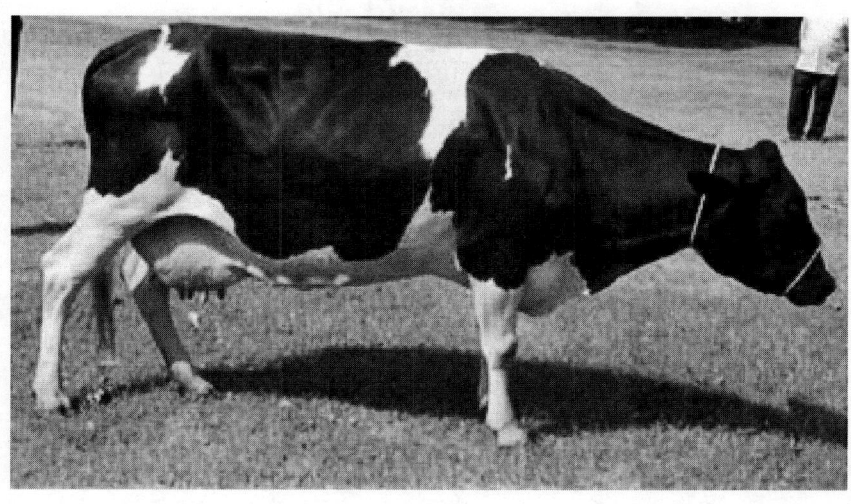

- किसी जानी–पहचानी जगह जैसे कि सरकारी फार्म या गैर–सरकारी फार्म से ही पशु खरीदना चाहिए। सरकारी संस्थानों में नीलामी द्वारा पशुओं का समय–समय पर विक्रय किया जाता है। अतः नजदीकी संस्थान से इसकी जानकारी ले लें।

- खरीदने से पहले पशु के ब्यांत और उम्र का सही अंदाजा लगा लेना चाहिए। दूसरे एवं तीसरे ब्यांत के पशु को ही खरीदना चाहिए। निचले जबड़े के दांत गिनकर भी उम्र का अंदाजा लगाया जा सकता है (निम्न सारणी देखें)। वयस्क पशु (5 से 6 साल उम्र) के निचले जबड़े में आठ बड़े दांत होते हैं।

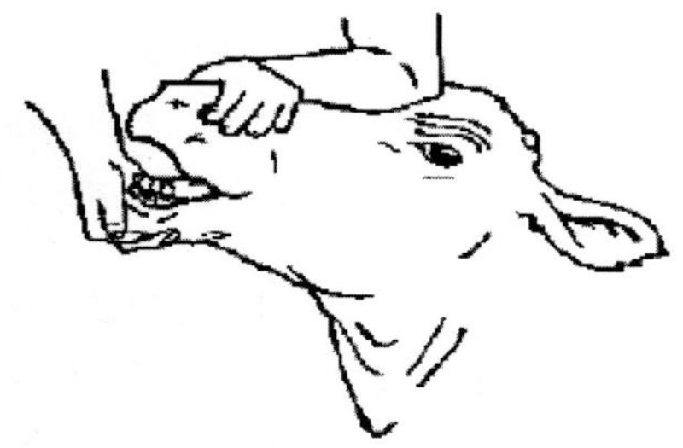

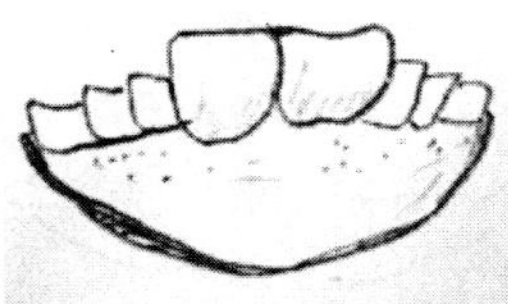

दो बड़े दांत

गाय – 1 से डेढ़ साल उम्र

भैंस – डेढ़ साल से 2 साल उम्र

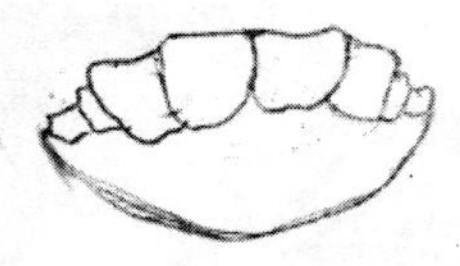

चार बड़े दांत

गाय – 3 से 3 1/2 साल उम्र

भैंस – 3 1/2 से 4 साल उम्र

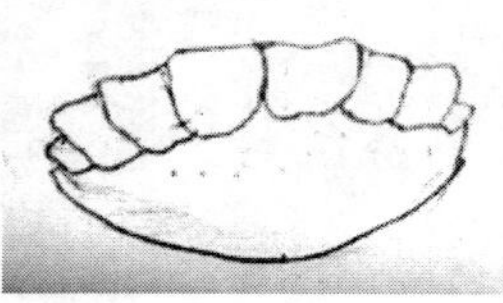

छह बड़े दांत

गाय – 4 से 4 1/2 साल उम्र

भैंस – 4 1/2 से 5 साल उम्र

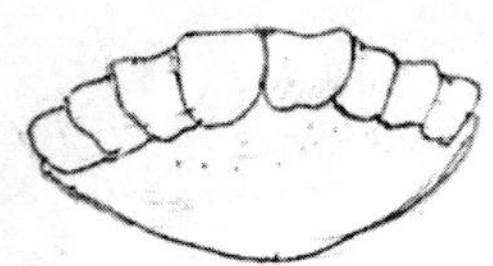

आठ बड़े दांत

गाय – 41/2 से 5 साल उम्र

भैंस – 6 साल से 7 साल उम्र

- दुधारू पशु का अयन स्वस्थ, चौड़ा, दोषमुक्त होना चाहिए और मिल्क शिराएँ उभरी हुई होनी चाहिए।
- उसके थन बेलनाकार, एक समान और दोषमुक्त होने चाहिए। थनों में कोई थन बंद नहीं होना चाहिए।

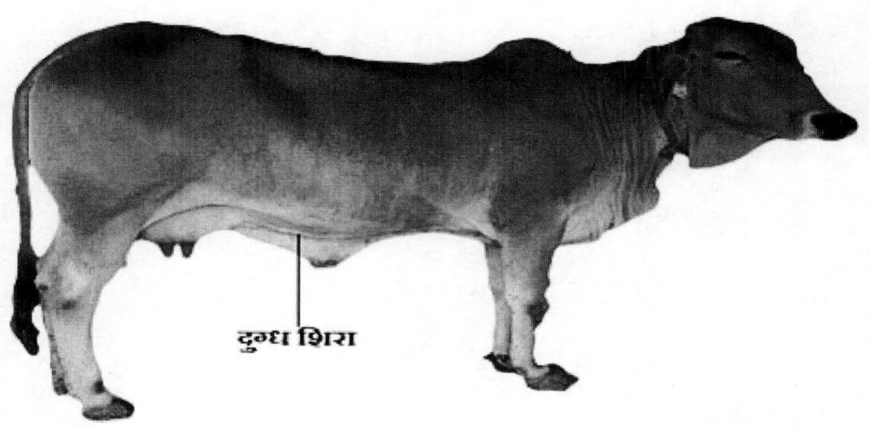

- यदि संभव हो तो सुबह और शाम का दूध निकलवा कर देख लेना चाहिए।
- खरीदने के बाद किसी जानी–मानी संस्था से पशु का बीमा अवश्य करवा लेना चाहिए। बीमा की किश्त में सरकार द्वारा भी सहायता दी जाती है। अतः नजदीकी बैंक या पशु चिकित्सालय से इसकी जानकारी ले सकते हैं।
- नए खरीदकर लाये हुए जानवर को कम–से–कम एक महीने तक दूसरे पशुओं से अलग रखना चाहिए और पुराने जानवरों के साथ नहीं मिलाना चाहिए, क्योंकि उनमें कोई बीमारी छुपी हो सकती है जो आपके सभी जानवरों में फैल सकती है।
- महीने भर अलग से रखने के बाद यदि पशु स्वस्थ रहता है तो उसे कृमिनाशक दवा देने और टीकाकरण करने के बाद ही समूह में मिलाना चाहिए।

❑❑❑

अध्याय 3

पशुओं का आवास निर्माण एवं प्रबंधन

डेरी फार्म बनाने के लिए सबसे पहली आवश्यकता जमीन की होती है। डेयरी फार्म खोलने के लिए कितनी जमीन लगेगी, यह उस फार्म पर पाले जाने वाले दुधारू पशुओं की संख्या पर निर्भर करता है। अन्य जरूरतें जैसे सड़कें, बगीचा, नालियाँ, चारा, फसलों की खेती के लिए भी अतिरिक्त भूमि की आवश्यकता होती है।

किसी 20 दुधारू पशुओं वाले डेयरी बनाने के लिए भूमि की आवश्यकता का विवरण निम्नानुसार हैः

1. पशुशाला, दुग्धशाला – 1200 वर्ग फीट लगभग
2. चारा उगाने के लिए – 3 से 4 एकड़
3. गोदाम, कार्यालय इत्यादि – 200 वर्ग फीट

डेयरी फार्म में पशुओं की संख्या बढ़ने पर, प्रति पशु के हिसाब से भूमि की आवश्यकता कम होते जाती है। अर्थात 10 पशुओं के लिए जितनी जमीन लगती है उसकी दुगनी जमीन 20 पशुओं के लिए नहीं लगती, बल्कि उससे कुछ कम जगह लगती है। ऐसा इसलिए होता है, क्योंकि दुग्धशाला, सड़कें, कार्यालय इत्यादि को बनाने के लिए आवश्यक जगह उसी अनुपात में नहीं बढ़ती है।

डेयरी फार्म बनाने के लिए जगह का चयन

1. **बाजार से नजदीकः** डेयरी फार्म उसी जगह में बनाना चाहिये जहाँ से आसानी से दूध और दूध उत्पादों को बाजार तक पहुँचाया जा सके। अर्थात ना तो फार्म शहर में होना चाहिए और न ही शहर से बहुत ज्यादा दूर, क्योंकि बाजार नजदीक होने से दूध का उचित मूल्य भी मिलेगा और लाने–ले जाने में खर्चा भी कम लगेगा।
2. **पानी की उपलब्धताः** डेयरी फार्म में हर मौसम में पानी की उपलब्धता सुनिश्चित कर लेना चाहिए, क्योंकि पशुओं के पीने में, साफ–सफाई आदि में

लगभग 50–60 लीटर पानी प्रति पशु के हिसाब से प्रतिदिन लग जाता है। ट्यूबवेल का पानी सबसे अच्छा होता है।

3. **जल निकासीः** डेयरी फार्म उस जगह में बनाना चाहिए जहाँ पानी का भराव ना हो और आसानी से पानी बह सके। इससे बाड़े सूखे बने रहते हैं और कीड़े–मकोड़े भी नहीं होते। निचली जमीन में डेयरी फार्म नहीं बनाना चाहिए।
4. **लेबर की उपलब्धताः** डेयरी फार्म में अलग–अलग कार्यों के लिए दैनिक वेतनभोगी और स्थायी मजदूरों की आवश्यकता होती है। अतः डेयरी फार्म बनाने से पहले मजदूरों की उपलब्धता सुनिश्चित कर लें।

डेयरी पशु के लिए दो प्रकार से आवास बनाये जा सकते हैं :

1. खुली पशुशाला (लूज हाउस)
2. बंद (कन्वेंशनल) पशुशाला

उपरोक्त दो प्रकार की पशुशाला में किस प्रकार की पशुशाला बनानी है इसका चयन पशुओं की संख्या पर निर्भर करता है जो कि निम्न सारणी में वर्णित हैः

पशुओं की संख्या के आधार पर पशुशाला के प्रकार का चयन

क्र.सं.	पशुओं की संख्या	पशुशाला का प्रकार
1	5 से कम	घरेलू व्यवस्था
2	20 से कम	एकल पंक्ति वाली बंद पशुशाला
3	50 से कम	दोहरी पंक्ति वाली बंद पशुशाला
4	50 से ज्यादा	मुक्त या खुली पशुशाला

1. **खुली पशुशाला (लूज हाउस) :** इसमें पशुओं को खुला रखा जाता है अर्थात उन्हें किसी नियत या निश्चित स्थान पर बांधकर नहीं रखा जाता (चित्र में देखें)। पशुओं की संख्या अधिक (50 से अधिक) होने पर इस प्रकार की पशुशाला बनायीं जानी चाहिए। अधिकतर सरकारी फार्म और आधुनिक गौशालाएं आजकल इसी प्रकार के आवास पशुओं के लिए बना रहे हैं। इस आवास में एक तरफ चारे की नांद होती है जिसके ऊपर से छप्पर बनाया जाता है और नांद के पास पक्का फर्श बनाते हैं जहाँ पशु खड़े होकर चारा दाना आदि खा सकें और धूप से भी बच सकें। इसके साथ लगे बाड़े में खड़ंजा (पक्का स्थान) से फर्श तैयार करते हैं तथा इसके चारों ओर

छायादार वृक्ष लगा दिये जाते हैं। इससें पशु अधिक गर्मी एवं बरसात से बच सकते हैं। खुले बाड़े में प्रत्येक पशु के लिए लगभग 70–80 वर्ग फीट स्थान की आवश्यकता होती है। दूध निकालने के लिए अलग से दुग्धशाला का निर्माण किया जाता है जहाँ सुबह–शाम बांधकर पशुओं का दूध निकाला जा सके। अलग–अलग आयु वर्ग के पशुओं के लिए अलग–अलग बाड़े बनाये जाते हैं। जैसे मिल्किंग पार्लर, बच्चों का बाड़ा, गाभिन गायों का बाड़ा, और सांडों का बड़ा आदि। एक बाड़े में अधिकतम 40–50 वयस्क पशु ही रखे जाने चाहिए।

बंद पशुशाला की तुलना में लूज हॉउस बनाने में अधिक जमीन की आवश्यकता होती है। परन्तु इस प्रकार के आवास बनाने से कई फायदे हैं, जैसे पशु स्वतंत्रता से घूम–फिर सकते हैं, जब चाहे पानी पी सकते हैं और गर्मी आने पर लक्षण प्रकट कर सकते हैं। इस प्रकार के आवास में पशुओं का प्रबंधन भी आसानी से किया जा सकता है। जैसे उन्हें चारा डालने में, साफ़–सफाई करने में आसानी रहती है। लूज हॉउस बनवाने में कम लागत आती है और गर्म एवं आर्द्र क्षेत्रों में पशु को अधिक आराम प्रदान करते हैं। इस तरह के आवास में एक और खास फायदा यह है कि जरुरत पड़ने पर इनमें कुछ अधिक पशु भी रखे जा सकते हैं। जबकि पारंपरिक पशु आवास में जितने बाँधने के स्थान होते हैं, उतने ही पशु रखे जा सकते हैं।

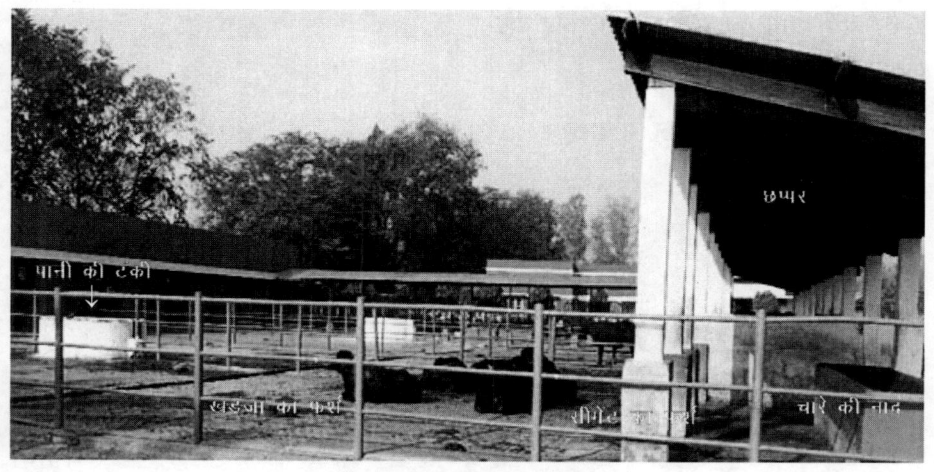

चित्रः खुला बाड़ा पशुशाला

2. **बंद या पारंपरिक पशुशालाः** इसमें पशु को एक निश्चित व्यवस्था क्रम में बांधकर रखा जाता है तथा प्रत्येक पशु को बांधने का, खड़ा होने का तथा

चारा डालने का स्थान तय होता है। इस विधि को वैज्ञानिक विधि अथवा खूंटा विधि के नाम से भी जाना जाता है। इस प्रकार के आवास पहले से डेरी पशुओं के लिए भारत में प्रचलित रहे हैं, क्योंकि इनको कम जगह में बनाया जा सकता है। इस तरह के आवास में पशु बुरे मौसम के प्रभाव से अधिक सुरक्षित रहते हैं। साथ ही इस आवास में बीमारियों को नियंत्रित करना और प्रत्येक पशु को उसकी जरुरत के हिसाब से अलग–अलग खिलाना भी आसान होता है। परन्तु इस तरह के आवास में पशुओं के प्रबंधन के लिए अधिक मजदूरों की जरुरत होती है और इनको बनवाने में अधिक खर्च आता है। जबकि लूस हाउस कम लागत में तैयार हो जाता है।

यह पशुशालायें दो प्रकार की व्यवस्था क्रम में बनायीं जा सकती हैं –

अ. **एक पंक्ति (सिंगल रो) पशुशालाः** यह पशुशाला 15 से 20 पशुओं के लिए बनाई जा सकती है । इसमें सभी पशुओं को एक कतार में बांधा जाता है। इस पशुशाला की विभिन्न मापें निम्नानुसार हैं:

चारा डालने का मार्ग	–	4 से 4.5 फीट
नांद की चौड़ाई	–	2 से 2.5 फीट
पशु को खड़ा होने के स्थान	–	4 से 5 फीट
नाली	–	1.5 से 2 फीट
दूध दुहने का मार्ग तथा सफाई रास्ता	–	4 फीट
एक दीवार की चौड़ाई	–	0.75 से 1 फीट
पशुशाला की कुल चौड़ाई	**=**	**16 से 18 फीट**

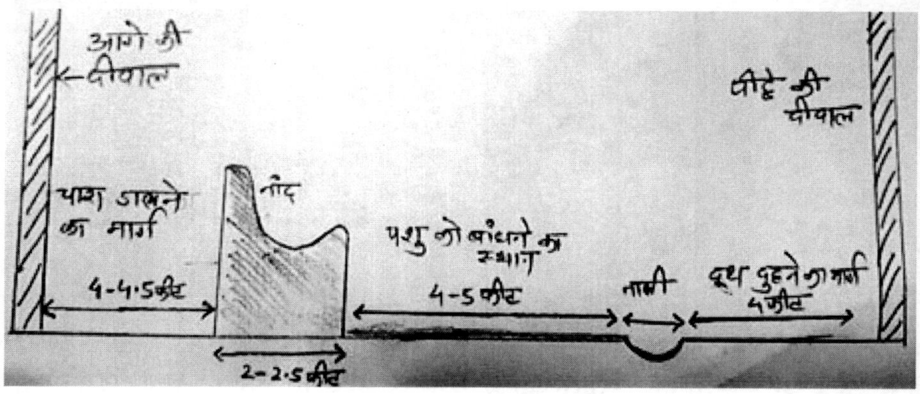

चित्रः एक कतार पशुशाला का लम्बवत् नक्शा

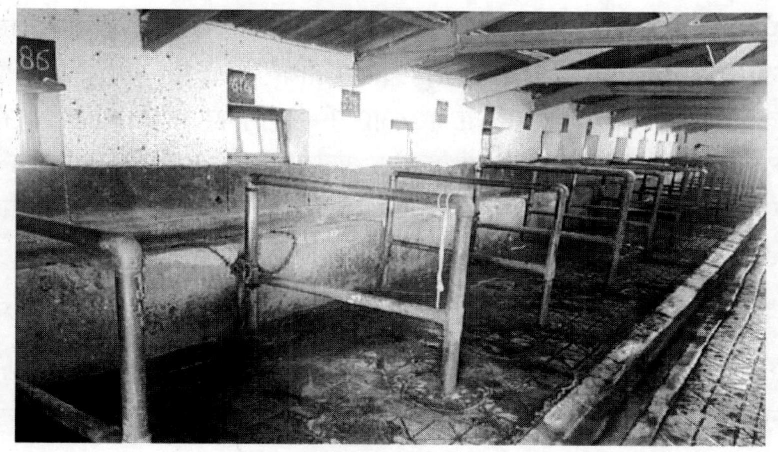

चित्रः पारंपरिक पशुशाला (सिंगल पंक्ति)

ब. **दोहरी पंक्ति (डबल रो) पशुशालाः** पशुओं की संख्या अधिक होने पर इस क्रम में पशुशाला बनायीं जा सकती है। इसमें पशुओं को दो कतारों में बांधा जाता है। यह पशुशालायें दो प्रकार से बनाई जा सकती हैं:

क. **सिर से सिर वाली (अभिमुख) पशुशालाः** इस विधि में पशु एक–दूसरे के आमने–सामने करके बांधे जाते हैं तथा पूंछ दीवार की तरफ रहती है। इस प्रणाली में विभिन्न मापें निम्नानुसार होती हैं:

दीवार की चौड़ाई	–	(0.75 फीट X 2) = 1.5 फीट
चारा डालने का रास्ता	–	5 फीट (केवल एक) = 5 फीट
नांद की चौड़ाई	–	(2.5 फीट X 2) = 5 फीट
पशुओं को खड़ा होने का स्थान	–	(5 फीट X 2) = 10 फीट
मूत्र नाली	–	(1.25 फीट X 2) = 2.5 फीट
दूध दोहन तथा सफाई रास्ता	–	(4 फीट X 2) = 8 फीट
अभिमुख पशुशाला की कुल चौड़ाई	=	**32 फीट**

अभिमुख पशुशाला

1.25 5 feet 2.5 5 feet 2.5 5 feet 1.25

चित्रः अभिमुख पशुशाला का लम्बवत् नक्शा

ख. **पूँछ से पूंछ वाली (अभिपुच्छ) पशुशालाः** इस विधि में दोनों पंक्तियों के जानवरों को विपरीत दिशा में मुंह करके बांधा जाता है। अर्थात सभी पशुओं के मुंह दीवार की तरफ तथा पूंछ आमने–सामने रहती है। चारा डालने का रास्ता दोनों कतारों के पशुओं के लिए अलग–अलग होती है, परंतु दूध दोहन एवं सफाई रास्ता एक ही होता है। इस पशुशाला में विभिन्न मापें निम्नानुसार होती हैं:

दीवार की चौड़ाई	–	(0.75 फीट X 2) = 1.5 फीट
चारा डालने का रास्ता	–	(5 फीट X 2) = 10 फीट
नांद की चौड़ाई	–	(2.5 फीट X 2) = 5 फीट
पशुओं को खड़ा होने का स्थान	–	(5 फीट X 2) = 10 फीट
मूत्र नाली	–	(1.25 फीट X 2) = 2.5 फीट
दूध दोहन तथा सफाई रास्ता	–	4 फीट केवल एक = 4 फीट
अभिपुच्छ पशुशाला की कुल चौड़ाई	**=**	**33 फीट**

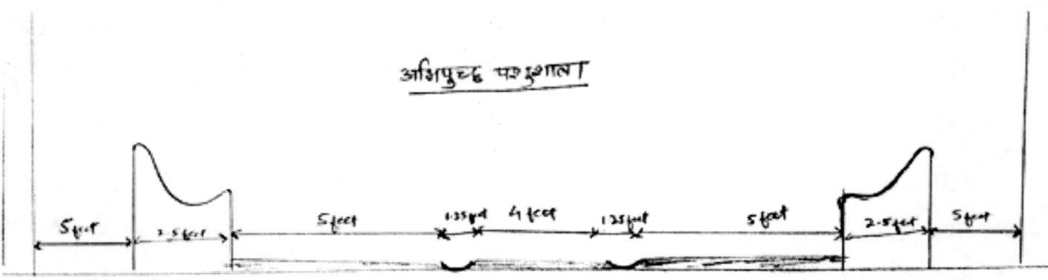

विभिन्न आयु वर्ग के डेरी पशुओं के बाड़े के लिए प्रति पशु स्थान की आवश्यकता

क्र.	पशुओं की किस्म	स्थान की आवश्यकता (वर्ग मीटर में)		एक बाड़े में पशुओं की अधिकतम संख्या	छायादार स्थान की छत की ऊचांई (से.मी. में)
		छतदार स्थान	खुला स्थान		
1	सांड़	12	12	1	175 से.मी मध्यम तथा अधिक वर्षा वाले क्षेत्रों में , 220 से.मी. कम वर्षा क्षेत्रों में
2.	गाय	3.5	7	50	
3.	भैंस	4	8	50	
4.	गाभिन गाय/भैंस	12	12	1	
5.	छोटे बच्चे	1	1	30	
6.	बड़े बच्चे	2	4	30	

चारे तथा पानी की नांद बनाने के आदर्श मापदंड

पशु	चारा/पानी की नांद/खुरली की लम्बाई (से.मी.)	चारा/पानी की नांद की चौड़ाई (से.मी.)	चारा/पानी की नांद की गहराई (से.मी.)	चारा/पानी की नांद की ऊंचाई (से.मी.)
गाय/ भैंस	60-75	60	40	50
वयस्क बच्चे	40-50	40	15	20

डेयरी फार्म पर बनाये जाने वाले विभिन्न पशु गृह तथा उनका क्षेत्रफलः

भवन का नाम	क्षेत्रफल
सूखी गाय हेतु बाड़ा	50–60 वर्ग फीट प्रति पशु
ब्यांत कक्ष	100–150 वर्ग फीट प्रति पशु
दुधारू गाय हेतु बाड़ा	60–70 वर्ग फीट प्रति पशु
सांड ग्रह	120 से 180 वर्ग फीट (150 वर्ग फीट) प्रति पशु
प्रथक्करण कमरा	150 वर्ग फीट प्रति पशु
दूध अभिलेखन कक्ष	120 वर्ग फीट
राशन कक्ष	120 वर्ग फीट
गोदाम	600 वर्ग फीट
कार्यालय	300 वर्ग फीट
प्रबंधक का कमरा	1200–1500 वर्ग फीट
बछड़ा गृह	
3 माह तक का बछड़ा	20–25 वर्ग फीट
1 वर्ष तक का बछड़ा	30–40 वर्ग फीट
1.5 वर्ष तक का बछड़ा	40–50 वर्ग फीट
1.5 वर्ष से ऊपर का बछड़ा	50–60 वर्ग फीट

पशु आवास सम्बंधित अन्य ध्यान देने योग्य बातेंः

- पशुशाला की दीवारों की ऊंचाई 7–8 फीट रखी जानी चाहिए।
- डेयरी फार्म के एक भवन से दूसरे भवन की दूरी 25–30 मीटर होनी चाहिए।
- पशुशालायें इस प्रकार बनानी चाहिए ताकि इसमें सूर्य का प्रकाश तथा वायु की मात्रा अधिक–से–अधिक प्रवेश कर सकें।

- एक पशुशाला में एक गाय को लगभग 22.5 घन मी. वायु की आवश्यकता होती है, जबकि एक बछड़े को 10–12 घन मी. वायु की आवश्यकता होती है।
- पशुशाला की छत से फर्श की ऊंचाई 15–16 फीट होनी चाहिए।
- एक दोहरी पशुशाला में 35–40 पशु रखे जाते हैं।
- 6 माह की उम्र से ही नर तथा मादा पशु को अलग–अलग बाँधना चाहिए।
- पशु के फर्श तथा पशु की सफाई प्रतिदिन करना चाहिए।
- मूत्रनालियों की सफाई प्रतिदिन तथा इनका रोगाणु नाशन प्रति सप्ताह करना चाहिए।
- पशुशाला की दीवारों की पुताई प्रति 6 माह तथा सफाई प्रति माह करनी चाहिए।
- कम वर्षा वाले स्थानों में पशुशाला को खुला हुआ बनाना चाहिए ताकि हवा का आदान–प्रदान आसानी से हो सके।
- पशुशाला की लम्बाई पूर्व–पश्चिम दिशा में बनानी चाहिए।
- पशुशाला के प्रकार का चयन पशुओं की संख्या और वातावरण को देखते हुए करना चाहिए।
- बंद पशुशाला में 15 से 20 पशु होने पर एक कतार में और 20 से 50 तक पशु होने पर दो कतार वाली पशुशाला बनाना चाहिए।
- एक पशुशाला में 50 से अधिक पशुओं को नहीं रखना चाहिए।
- मुक्त पशुशाला कम वर्षा वाले गर्म क्षेत्रों के लिए उपयुक्त होती है।
- मुक्त पशुशाला 50 से अधिक पशु होने पर ही बनाना चाहिए।
- पशुशाला पानी वाले स्थान से दूर ऊँची सूखी जगह पर बनाई जानी चाहिए ताकि पानी का निकास हो सके।
- डेयरी फार्म पक्की सड़क के पास एवं शहर के नजदीक बनाना चाहिए।
- पशुशाला में प्रत्येक पशु को कम–से–कम 35 से 40 वर्ग फीट की जगह देनी चाहिए जिससे पशु आराम से उठ–बैठ सकें।

- चारा खिलाने की नांद की लम्बाई 60 से 75 से. मी. प्रति पशु के हिसाब से बनानी चाहिए। इसकी गहराई 40 से.मी. और चौड़ाई 60 से.मी. बनानी चाहिए।
- इसी प्रकार पानी की टंकी भी बनवानी चाहिए।
- पशुशाला का फर्श ढलवां एवं चिकनाई रहित बनाना चाहिए।
- मल–मूत्र और पानी के निकास के लिए नालियां बनानी चाहिए।

❑❑❑

अध्याय 4

पशुओं हेतु संतुलित आहार एवं पोषण प्रबंधन

- डेयरी व्यवसाय में पशुओं की खिलाई–पिलाई में होने वाला खर्च कुल खर्च का लगभग 60–65% होता है। इसलिए पशुओं के आहार सम्बंधित जानकारी अतिआवश्यक है।
- संतुलित एवं उचित आहार खिलाने पर ही पशु अपनी क्षमता अनुसार वास्तविक उत्पादन कर सकता है।
- गाय एवं भैंस अपने वजन का 2.5 से 3% शुष्क पदार्थ एक दिन में खा सकती हैं। अर्थात एक 400 कि.ग्रा. वजन के पशु को प्रतिदिन लगभग 10 कि. ग्रा. शुष्क पदार्थ की आवश्यकता होती है।

पशु आहार के तीन मुख्य घटक

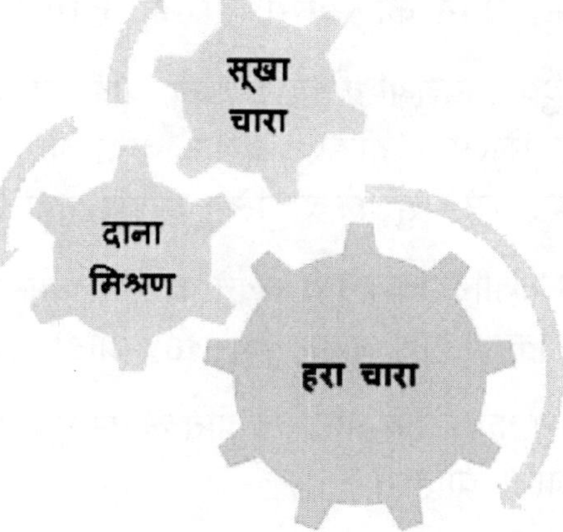

1. हरा चारा – जैसे बरसीम, लोबिया, मक्का, हाइब्रिड नेपियर आदि।
2. सूखा चारा – जैसे भूसा, सूखी घांस इत्यादि।
3. पशु आहार या दाना मिश्रण – जैसे मक्का, खली और चोकर का मिश्रण।

- डेयरी पशुओं के आहार का सबसे प्रमुख और आवश्यक भाग हरा चारा होता है। यदि हरा चारा पर्याप्त मात्रा में उपलब्ध हो तो 30–40 कि.ग्रा. प्रति पशु प्रति दिन अवश्य खिलाना चाहिए। हरा चारा हमेशा कुट्टी करके ही खिलाना चाहिए। इससे उसका पाचन अच्छा होता है और चारा व्यर्थ भी नहीं होता।

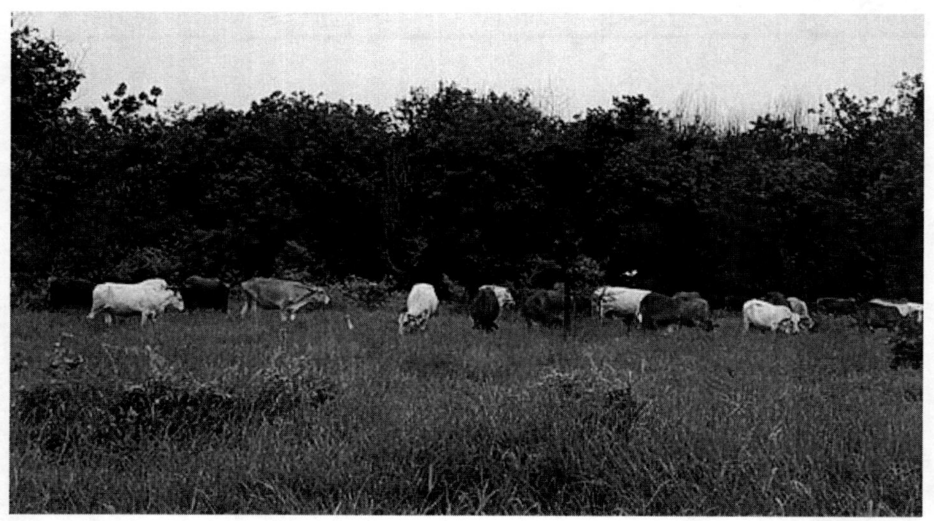

- हरे चारे के साथ पशु को गेहूं या अन्य फसलों का भूसा भी खिलाना चाहिए ताकि उनका पेट भरा जा सके। हरे चारे की कुट्टी में भूसा मिलाकर खिलाने से पशु को दस्त लगने की समस्या भी नहीं होती है।
- इसके अलावा दुधारू पशुओं को दाने, खल, चोकर इत्यादि के मिश्रण से बना पशु आहार भी खिलाना चाहिए। केवल दाना या केवल खल नहीं देना चाहिए, क्योंकि इससे पशु को संतुलित आहार नहीं मिल पाता।
- पशु को उसकी यथास्थिति बनाये रखने के लिए कम–से–कम 4–6 कि. ग्रा. भूसा और 1–2 कि.ग्रा. पशु आहार (14–16% प्रोटीन युक्त) खिलाना चाहिए।
- दूध देने वाले पशु को इसके अतिरिक्त प्रति लीटर दूध पर 400–500 ग्राम पशु आहार दिया जाना चाहिए।
- पशुओं को आवश्यकता से अधिक पशु आहार या दाना नहीं खिलाना चाहिए, अन्यथा उनका पेट फूल जाता है।

गाय एवं भैसों के लिए घर पर ही संतुलित दाना मिश्रण बनाना

जो पशुपालक बाजार से पशु आहार खरीदने की जगह स्वयं दाना मिश्रण बनाना चाहते हैं, उन्हें इसके विभिन्न घटकों की जानकारी आवश्यक है। पशुओं को खिलाये जाने वाले दाना मिश्रण में निम्नलिखित घटक होने चाहिए –

- प्राथमिक उर्जा स्त्रोत (30–40%) अनाज दाना जैसे मक्का, जौ, गेहूं, ज्वार, जई इत्यादि।
- प्राथमिक प्रोटीन स्त्रोत (25–30%) : जैसे मूंगफली की खल, बिनौले की खल, सरसों की खल, अलसी की खल इत्यादि।
- अन्य घटक (5–25%): जैसे गेहूं का चोकर, चावल का चोकर, चुनी आदि।
- नमक (1–2%)
- खनिज मिश्रण (1–2%)

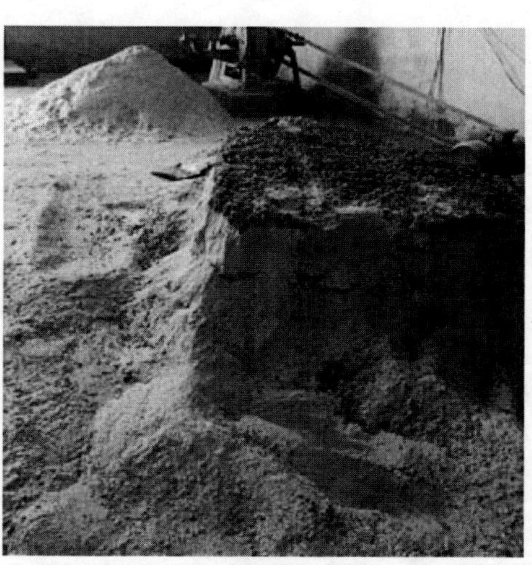

चित्रः दाना मिश्रण बनाने की विधि

सबसे पहले खनिज मिश्रण और नमक को आपस में मिलाकर अलग रख दें। फिर साफ़ फर्श में दरा हुआ अनाज (गेहूं, मक्का इत्यादि) की निर्धारित मात्रा को फैला दें। फिर इसके ऊपर परत दर परत अन्य घटक जैसे खल, चोकर आदि को डालते जाएँ (चित्र में देखें)। फिर खनिज मिश्रण और नमक को ऊपर से दाल दें। इसके बाद एक तरफ से सभी को फावड़े की मदद से मिलाते जाएँ। सभी घटकों को अच्छी तरह मिश्रित कर दें। अब आपका पशु आहार पशु को खिलने के लिए तैयार है।

एक क्विंटल पशु आहार निम्नानुसार बनाया जा सकता है–

दरा हुआ गेहूं (17 कि.ग्रा.) + दरा हुआ मक्का (20 कि.ग्रा.) + चोकर (30 कि. ग्रा.) + अलसी की खल (10 कि.ग्रा.) + सरसों की खल (10 कि.ग्रा.) + दाल की चुनी (10 कि.ग्रा.) + खनिज मिश्रण (2 कि.ग्रा.) + नमक (1 कि.ग्रा.)

विभिन्न पशुओं को खिलाने के लिए दाने या बाँट की मात्रा

दुधारू गाय	–	1 कि.ग्रा. प्रति 3 ली. दूध
दुधारू भैंस	–	1 कि.ग्रा. प्रति 2.5 ली. दूध
बछड़े/बछिया	–	1.5 कि.ग्रा. प्रति दिन
सांड	–	2–2.5 कि.ग्रा. प्रति दिन

एक वयस्क गाय (400 कि.ग्रा. वजन) को उसके दूध उत्पादन के अनुसार निम्नानुसार आहार देना चाहिए–

दूध उत्पादन	हरा चारा (कि.ग्रा.)	भूसा (कि.ग्रा.)	पशु आहार/ दाना मिश्रण (कि.ग्रा.)
6 ली.	22	4.4	3.3
8 ली.	24	4.8	3.6
10 ली.	26.5	5.3	4.0
14 ली.	31	6.2	4.6

भारत में होने वाली प्रमुख चारा फसलें

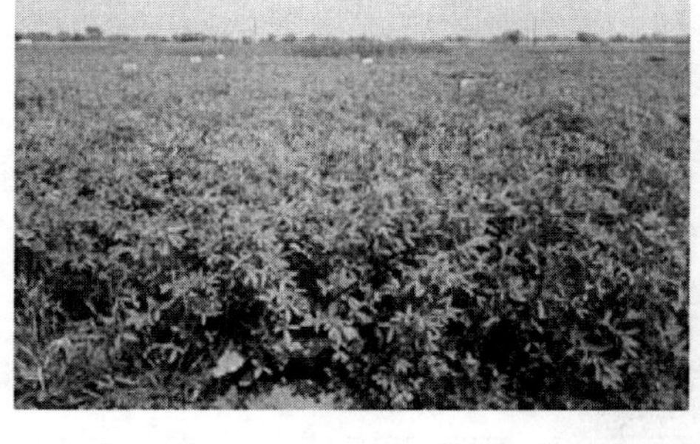

बरसीमः यह एक दलहनी चारा फसल है जिसको रबी के मौसम में बोया जाता है। ठंडा मौसम इसके लिए उपयुक्त होता है। बरसीम को प्रायः सितम्बर से अक्टूबर माह में जमीन की सिंचाई करने के बाद बोया जाता है। इसके लिए प्रति हेक्टेयर 24–26 कि. ग्रा. बीज की आवश्यकता होती है। मस्कावी एवं वरदान बरसीम की उन्नत प्रजातियाँ हैं। भरपूर उपज के लिए 120–180 क्विंटल गोबर खाद बुवाई से पहले खेत में डालनी चाहिए। बरसीम की फसल में माह में कम–से–कम दो बार सिंचाई करनी चाहिए। इसकी पहली कटाई 50–60 दिनों में मिल जाती है। इसके बाद 25–30 दिन के अंतर से पांच से छह कटाई ली जा सकती है। बरसीम से 700–800 क्विंटल हरा चारा प्रति हेक्टेयर से प्राप्त किया जा सकता है।

लुसर्न या रिजकाः यह बहुवर्षीय दलहनी चारा फसल है। इसकी बुवाई अक्टूबर से दिसम्बर माह तक की जा सकती है। प्रति हेक्टेयर 20–25 कि. ग्रा. बीज

की आवश्यकता होती है। पहली कटाई लगाने के 2 माह के बाद की जा सकती है। इसके बाद प्रत्येक माह कटाई ली जा सकती है। कुछ बहु वर्षीय प्रजातियाँ जैसे लुसर्न नं. 1, एच.एल.–84 आदि, तीन–चार साल तक चारा देती हैं। औसतन लुसर्न से 750–800 क्विंटल प्रति हेक्टेयर हरा चारा प्राप्त होता है।

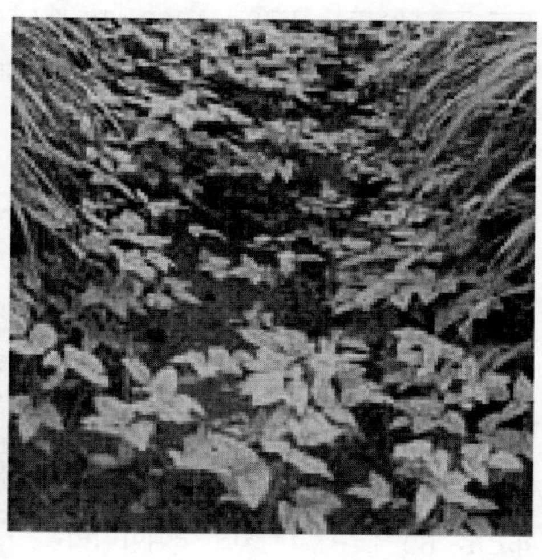

लोबियाः यह एक दलहनी चारा फसल है जिसे जायद (मार्च) और खरीफ (जुलाई) में लगाया जाता है। कोहिनूर, बुन्देल लोबिया स्वेता इत्यादि इसकी उन्नत प्रजातियाँ हैं। इसे 35–40 कि. ग्रा. प्रति हेक्टेयर की दर से बोया जाता है। इससे प्रति हेक्टेयर 250–350 क्विंटल हरा चारा प्राप्त होता है।

मक्काः यह एक पौष्टिक और तेजी से बढ़ने वाली चारा फसल है। इसे जायद (फ़रवरी–मार्च) और खरीफ (जून–जुलाई) में बोया जाता है। एक हेक्टेयर में 50 कि.ग्रा. बीज पर्याप्त रहता है। चारे के लिए मक्का की कटाई 60–75 दिनों में करनी चाहिए। इस प्रकार 350–450 क्विंटल चारा प्रति हेक्टेयर प्राप्त होता है।

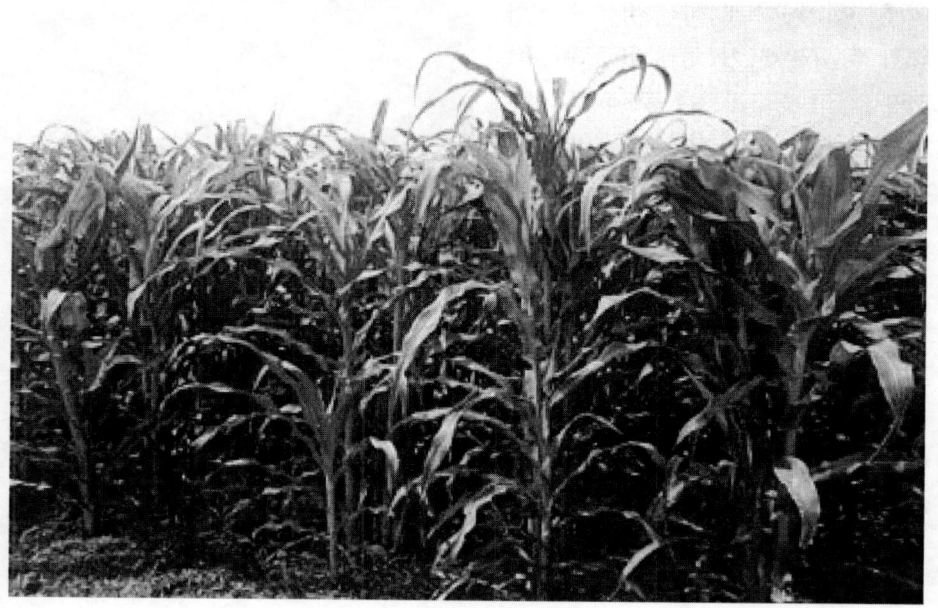

ज्वारः खरीफ में ज्वार की बुवाई जून से जुलाई तक एवं जायद में मार्च के अंत तक कर सकते हैं। इसके लिए 35–40 कि.ग्रा.बीज प्रति हेक्टेयर की दर से लगाया जाता है। इसकी कुछ प्रजातियाँ एक कटाई देती हैं जैसे पूसा चरी, एच.सी. 136 आदि। जबकि एम. पी. चरी, पन्तचरी–6 आदि, बहु कटाई वाली प्रजातियाँ हैं। एक कटान वाली प्रजाति से 60–75 दिनों में काटकर 350–500 क्विंटल हरा चारा मिल सकता है। बहु कटान प्रजाति से 600–800 क्विंटल चारा प्रति हेक्टेयर प्राप्त हो सकता है।

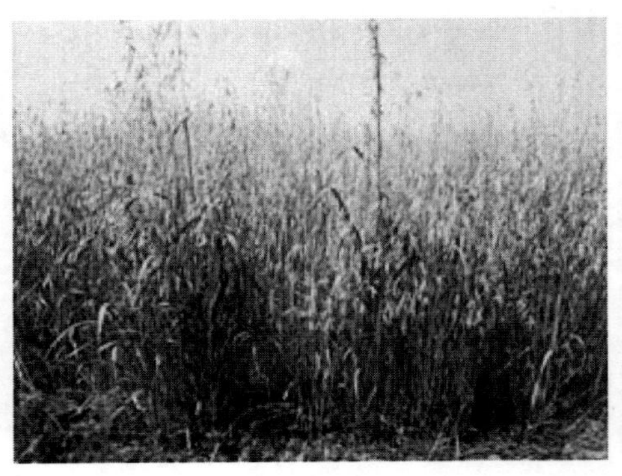

जईः यह रबी की चारा फसल है, जिसे अक्टूबर से नवम्बर माह में बोया जाता है। इसकी विभिन्न प्रजातियाँ उपलब्ध हैं जिनमें एक कटान या दो – तीन कटान प्राप्त किया जा सकता है। प्रति हेक्टेयर में लगभग 100 कि.ग्रा. बीज की आवश्यकता होती है। प्रथम कटाई 60 दिन पर एवं दूसरी और तीसरी कटाई 45 दिन के अंतर से करनी चाहिए।

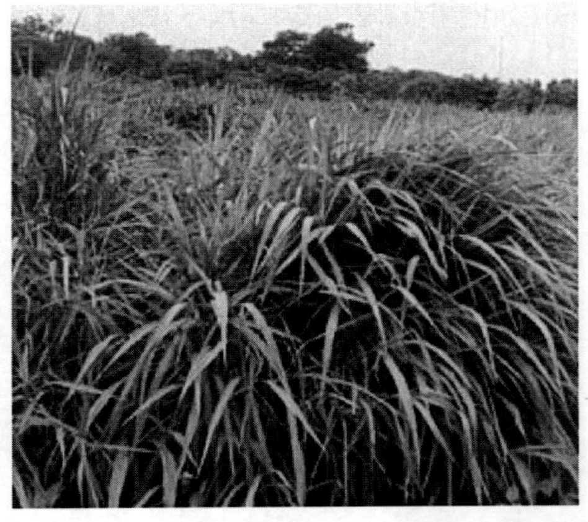

हाइब्रिड नेपियरः यह एक उन्नत किस्म की बहुवर्षीय चारा घास है। इस घास के द्वारा वर्ष भर हरा चारा उपलब्ध कराया जा सकता है। इसको लगाने के लिए जड़ों की रोपाई की जाती है। इसके लिए फरवरी से जुलाई का समय सही रहता है। असिंचित जगहों पर वर्षा ऋतु में इसे लगाया जाता है। इन्हें एक पंक्ति में लगाया जाता है एवं दो पंक्तियों की दूरी कम–से–कम 50 से.मी. रखी जाती है। एक हेक्टेयर में 20–50 हजार जड़ों की आवश्यकता होती है। प्रथम कटाई रोपाई के 60 दिन बाद एवं इसके बाद प्रत्येक कटाई 30–35 दिनों पर करते हैं। इससे प्रति हेक्टेयर प्रति वर्ष 1000–1200 क्विंटल हरा चारा प्राप्त किया जा सकता है।

वर्ष भर हरा चारा उत्पादन करने की तकनीक

1. इस तकनीक के उपयोग से पशुपालक अपने पशु के लिए एक ही खेत के भू–भाग से वर्ष भर लगातार प्रतिदिन संतुलित पौष्टिक हरा चारा प्राप्त कर सकते हैं।
2. इसके लिए वर्षा ऋतु में तीन से चार अच्छी जुताई करके खेत को समतल कर लें।
3. रोपाई के समय नत्रजन, फास्फोरस एवं पोटाश की 50–50 किग्रा. मात्रा खेत में डालकर मिट्टी में अच्छी तरह मिला दें।
4. तत्पश्चात उसमें पंक्ति से पंक्ति 2.5–3.0 मीटर व पौध से पौध 50 सेमी की दूरी पर संकर हाथी घास (हाइब्रिड नेपियर) की दो जड़ सहित कल्लों की रोपाई लाइनों में कर दें।
5. कल्ले लगाते समय ध्यान रहे कि कल्ले को जमीन में लगाने के बाद उसके जड़ों के पास की मिट्‌टी को अच्छे से दबा दें।
6. रोपाई के 70–80 दिनों के बाद हाइब्रिड नेपियर की पहली कटाई की जा सकती है। इसके बाद हर 30–40 दिनों पर कटाई की जा सकती है।
7. हाइब्रिड नेपियर की इन दो लाइनों के बीच खरीफ के मौसम में लोबिया या ग्वार, शरद ऋतु (रबी) में बरसीम/रिजका और जायद के मौसम में लोबिया की बुवाई करनी चाहिए। लोबिया/ग्वार 45–55 दिन में कटाई योग्य हो जाती है।
8. लोबिया/ग्वार की कटाई के पश्चात खेत को रबी की फसल (बरसीम/रिजका) के लिए जुताई करके तैयार करें।
9. फिर दो नैपियर की लाइनों के बीच छोटी–छोटी क्यारियाँ बनाकर उसमें बरसीम लगाएं। बुवाई के 40–50 दिनों बाद बरसीम की पहली कट मिल जाती है। फिर प्रत्येक 30–40 दिनों में इसकी 4 से 5 बार कटाई की जा सकती है।
10. बरसीम/रिजका समाप्त होने पर नैपियर के दो लाइनों के बीच में गर्मी की लोबिया लगाएं और उसी क्रम से काटकर खिलाते रहें।
11. यह प्रणाली सामान्यतया तीन वर्ष तक अच्छा उत्पादन देती है। इसमें वार्षिक फसलों के ख़त्म होने पर भी हाइब्रिड नेपियर से हमेशा चारा प्राप्त होता रहता

है। और जब लोबिया/बरसीम की फसल साथ में उपलब्ध होती है तब नैपियर के साथ समान अनुपात मे (50:50) पशुओं को खिला सकते हैं।

हाइब्रिड नेपियर की जड़ों की संख्या: 20,000 स्फुटित जड़ें प्रति हेक्टेयर।

लोबिया–बरसीम बीज की मात्रा: प्रत्येक दो नेपियर की दो कतारों की बीच तैयार खेत में 30 किग्रा. लोबिया खरीफ, जायद एवं 20 किग्रा. प्रति हेक्टेयर बरसीम रबी में लगाते हैं।

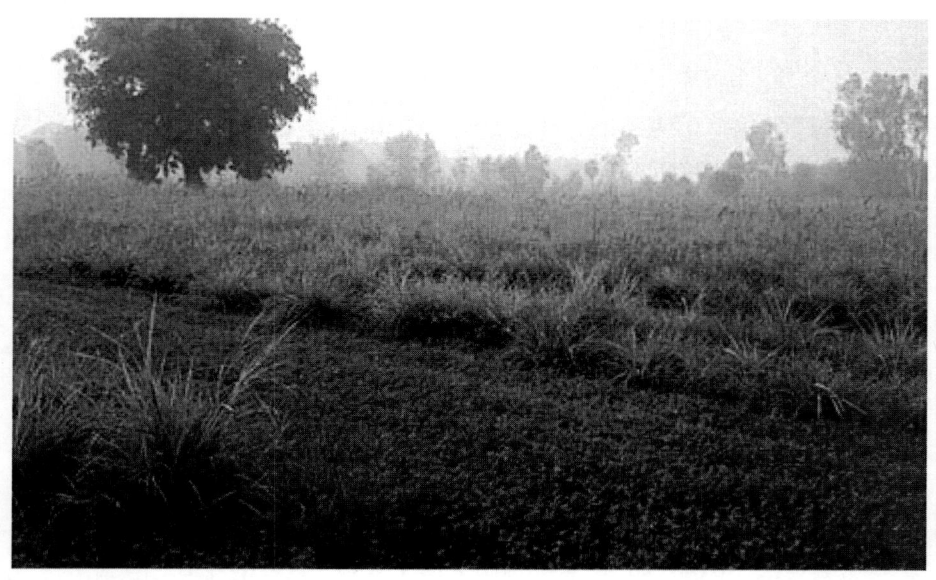

चित्र: नेपियर की दो क्यारियों के बीच में बरसीम (वर्ष भर हरा चारा उत्पादन के लिए)

हरे चारे की कुट्टी करना

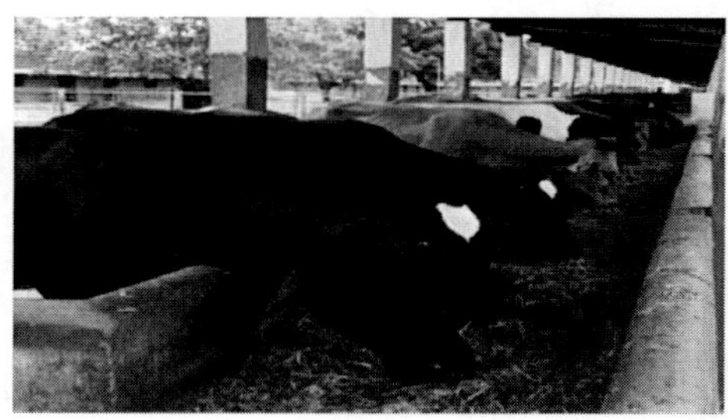

हरे चारे को हमेशा कुट्टी करके ही पशु को खिलाना चाहिए। इससे हरे चारा कम व्यर्थ होता है। साथ ही साथ चारा की कुट्टी करने से उसको पचाना पशु के लिए आसन हो जाता है। इससे उसके दुग्ध उत्पादन में भी वृद्धि होती है। बरसीम को कुट्टी करके भूसे के साथ ही मिला कर खिलाना चाहिए। इससे पशुओं में दस्त लगने की समस्या नहीं होती है।

हरे चारे को संरक्षित करने की विधियाँ निम्नलिखित हैं–

1. साइलेज बनाना

हरे चारे की कुट्टी बनाकर इसे वायुरोधी गड्ढे या टंकी में लगभग 45 से 60 दिन तक रखकर किण्वन प्रक्रिया द्वारा संरक्षित करके "साइलेज" बनाया जाता है। इसे "चारे का अचार" भी कहा जाता है। इस प्रकार हरे चारे को साल भर तक संरक्षित करके रखा जा सकता है। चारे में उपस्थित कार्बोहाइड्रेट किण्वन द्वारा लैक्टिक अम्ल में बदल जाते हैं, जो चारे को ख़राब होने से बचाए रखता है। साइलेज में पोषक तत्वों की मात्रा हरे चारे के सामान या अधिक ही होती है, क्योंकि साइलेज में कई सूक्ष्म पौष्टिक तत्वों की वृद्धि हो जाती है।

मक्का, ज्वार, बाजरा, हाइब्रिड नैपियर, जई, जौ इत्यादि गुणवत्तापूर्ण साइलेज बनाने के लिए उपयुक्त चारा फसलें हैं, क्योंकि इनमें कार्बोहाइड्रेट की अधिक मात्रा होती है। मक्का की फसल का साइलेज सबसे अच्छा बनता है। कठोर तने वाली फसलें देर से सूखती हैं, इसलिए उनका साइलेज बनाना चाहिए। दलहनी फसलें जैसे बरसीम, लोबिया इत्यादि में प्रोटीन एवं पानी की मात्रा अधिक होने के कारण इनका साइलेज बनाना कठिन होता है। हरे चारा से साइलेज बनाने के लिए फूल आने के समय कटाई करनी चाहिए। मक्का में दूधिया दाने पड़ने पर और ज्वार में नरम बीज पड़ने के बाद काटना चाहिए। काटने के बाद एक दिन तक फसल को सूखने देना चाहिए ताकि उसकी नमी कम होकर लगभग आधी (60–65 प्रतिशत) हो जाए। फसल में अधिक नमीं होने पर साइलेज खट्टा हो जाता है और उसके पोषक तत्व पानी में बह जाते हैं।

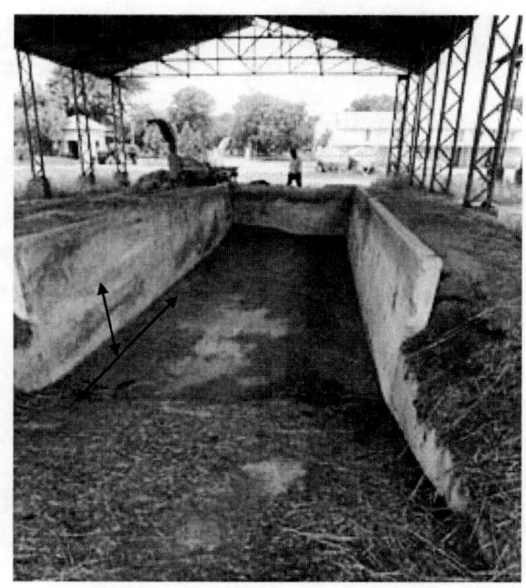

साइलेज के लिए गड्ढे का निर्माण

अपने पशुओं की संख्या के हिसाब से गड्ढे को बनाना चाहिए। जैसे 10 जानवरों के लिए, रोज 3 क्विंटल साइलेज चाहिए। इस प्रकार हर महीने के लिए 90 क्विंटल साइलेज की आवश्यकता होगी जो कि 125 क्विंटल हरे चारे से तैयार किया जायेगा। लगभग 125 क्विंटल हरे चारे का साइलेज

तैयार करने के लिए गड्ढे की लम्बाई 4 मी., चौड़ाई 2 मी. एवं गहराई 4 मी. (4x4x2 = 32 मीटर^3) होनी चाहिए।

गड्ढे को थोड़े ऊंचे स्थान पर बनाया जाना चाहिए जिससे कि उसमें बरसात का पानी न भरे। गड्ढे की दीवार और फर्श सीमेंट कंक्रीट से पक्का बनाना चाहिए। गड्ढे को पशुओं के बाड़े के नजदीक बनाना चाहिए ताकि साइलेज आसानी से पशुओं को खिलाया जा सके।

साइलेज बनाने की विधि

1. सबसे पहले चारे की कुट्टी करके उसे सूखने के लिए रख दें। इसे 35–40 प्रतिशत शुष्क पदार्थ तक सुखाएं।
2. चारे की कुट्टी को सुखाने के बाद गड्ढे में डाल दें। फिर इसे गड्ढे में पैरों या ट्रैक्टर से अच्छे से दबा–दबाकर भरें जिससे चारे के बीच की हवा निकल जाये।
3. गड्ढे में चारा भरते समय उसके साथ नमक (4%) या शीरा (1%) भी मिला सकते हैं।
4. गड्ढे को पूरी तरह भरने के बाद उसे ऊपर से मोटी पॉलिथीन डालकर अच्छी तरह से बंद कर दें।
5. इसके बाद पॉलिथीन कवर के ऊपर से मिट्टी या रेत की लगभग 1 फीट मोटी परत चढ़ा दें जिससे हवा या पानी गड्ढे में अन्दर ना जा सके।
6. साइलेज तैयार होने में कम–से–कम 45 दिनों का समय लगता है। चारे की आवश्यकतानुसार गड्ढों को खोलें और साइलेज निकालने के बाद पुनः अच्छे से बंद कर दें।
7. अच्छा साइलेज सुनहरे पीले या भूरे हरे रंग का होता है और इससे मीठी या लैक्टिक अम्ल की अम्लीय गंध आती है, इसमें फफूंद इत्यादि कोई चीज नही होनी चाहिए एवं ब्यूटिरिक अम्ल और अमोनिया की तीव्रगंध नहीं आनी चाहिए।
8. ठीक हरे चारे की तरह साइलेज का इस्तेमाल किया जाना चाहिए, शुरुआत में साइलेज खाने की आदत में लाने के लिए रोज केवल 5–6 किलोग्राम ही खिलायें। फिर धीरे–धीरे इसकी मात्रा बढ़ाकर 20–25 कि.ग्रा. प्रतिदिन कर सकते हैं।

साइलेज बनाते समय ध्यान रखने योग्य बातें

- चारे की कुट्टी करने के बाद ही साइलेज बनाना चाहिए, नहीं तो साइलेज सड़ जाता है।
- हवा और पानी साइलेज बनने की प्रक्रिया में बाधा डालते हैं। अतः इन दोनों से बचाने पर विशेष ध्यान दें।
- साइलेज के गड्ढों को बरसात के पानी से बचाना चाहिए।
- गड्ढों में चारा भरते समय अच्छे से दबा–दबा कर ही भरना चाहिए जिससे अधिक–से–अधिक हवा बाहर निकल जाए। चारे को परत दर परत एक समान भरना चाहिए।
- अधिक नमीं वाली फसलों को थोड़ा सुखा कर ही साइलेज बनाना चाहिए।
- गड्ढे के ऊपरी भाग और दीवारों पर कभी–कभी फफूंदी पड़ जाती है। इस प्रकार के साइलेज को पशु को नहीं खिलाना चाहिए।
- पशु को एकदम से ढेर सारा साइलेज नहीं खिलाना चाहिए। थोड़े से शुरुआत कर धीरे–धीरे मात्रा बढ़ानी चाहिए।

2. "हे" (सूखी घास) बनाना

हरे चारे को सुखाकर भविष्य में उपयोग के लिए रखना चारा संरक्षण का एक प्राचीन तरीका है। हे बनाकर उसका उपयोग जरुरत पड़ने पर पशुओं को खिलाने में किया जाता है। हे बनाने का मूल उद्देश्य हरे चारे को सड़ने से बचाना, पोषक तत्वों एवं शुष्क पदार्थ को कम से कम व्यर्थ कर, आसानी से संग्रहण और परिवहन करने लायक बनाना होता है। हे की गुणवत्ता चारे की कटाई की अवस्था, कटाई के समय एवं अन्य कई कारकों पर निर्भर होती है। हे बनाने के लिए हरे चारे में उपस्थित नमीं (70–90%) को सुखाकर 15% या कम कर दिया जाता है। अच्छी गुणवत्ता का हे बनाने के लिए हरे चारे को फूल आने से पहले काट लिया जाता है, क्योंकि इस समय इसमें सबसे ज्यादा पोषक तत्व होते हैं। पतले, नरम और लचीले तने वाली हरे चारे की फसलों से हे बनाना आसान है, जबकि कड़े और मोटे तने वाली फसलों से अच्छा हे नहीं बनता है। जई की फसल हे बनाने के लिए सबसे उपयुक्त होती है। हे बनाते समय यह ध्यान रखना चाहिए की पत्तियों का नुकसान कम–से–कम हो।

हे बनाते समय ध्यान रखने योग्य बातें

- हे बनाने की लिए फसल को अधिक सघन बोया जाता है जिससे फसल का तना पतला रहे।
- सही समय पर फसल की कटाई बहुत जरुरी होती है। पकने के बाद काटने से फसल में कड़ापन आ जाता है और उसमें पोषक तत्व कम हो जाते हैं। इसलिए फूल आने के समय ही कटाई करनी चाहिए। लोबिया या फलीदार फसलों में फल्ली बनते समय कटाई करनी चाहिए।
- हे में पत्तियों का नुकसान ज्यादा नहीं होना चाहिए, क्योंकि पत्तियों में ही अधिक पोषक तत्व होते हैं। इसलिए पत्तियों को कम–से–कम झड़ने देना चाहिए।
- बरसात के मौसम में हे नहीं बनाना चाहिए, क्योंकि इस समय उसमें फफूंदी लगने की ज्यादा सम्भावना रहती है।
- हरे रंग का हे अच्छा होता है और यह दर्शाता है कि इसमें पत्तियों की मात्रा अधिक है।
- हे बनाने के लिए जई, लुसर्न, बरसीम और अन्य घास इत्यादि उपयुक्त होती हैं, क्योंकि इनका तना पतला होता और ये जल्दी से सूख जाती हैं। इनका हे मुलायम होता है।
- हे में 15% से अधिक नमीं नहीं होनी चाहिए, अन्यथा इसे ज्यादा समय तक नहीं रखा जा सकेगा।

हे बनाने की प्रमुख विधियाँ

हरी घास से हे बनाने के लिए निम्न दो विधियाँ होती हैं–

प्राकृतिक विधि (धूप में सुखाना): इसमें फसल को काटकर खेत में ही 2–3 दिन धूप में सूखने दिया जाता है। फसल को पतली परत में सूखी जमीन पर बिछाकर सुखाया जाना चाहिए। साथ ही समय–समय पर इसे पलटते भी रहना चाहिए जिससे

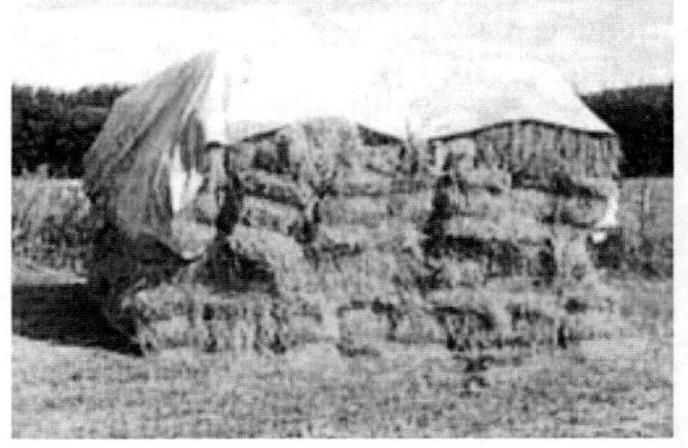

चारे की गर्मी निकलती रहे और फफूंद व सड़न पैदा ना हो। इससे फसल में 40% तक नमी शेष रह जाती है। इसके बाद खेत में सूख रही फसल के छोटे–छोटे बण्डल बनाये जाते हैं। यह काम सुबह के समय करना चाहिए जब ओस के कारण घास नरम होती है और पत्तियां कम झड़ती हैं। फिर घास के इन बंडलों को 2–3 दिन और सुखाने के बाद बड़े–बड़े ढेर बनाकर रख दिया जाता है। इन ढेरों को बारिश से बचाने के लिए इनके ऊपर झोपड़ीनुमा संरचना बनायीं जाती है।

यांत्रिक विधि (हवा द्वारा सुखाना): इस विधि में घास को काटकर 2–3 दिन खेत में सुखाने के बाद, उसके ढेर बनाकर छाया में रखा जाता है। फिर इन ढेरों में बड़े–बड़े पंखों से गर्म या ठंडी हवा प्रवाहित करते हैं जिससे घास में बची हुयी नमीं भी बाहर निकल जाती है। इसमें 7 से 14 दिन का समय लग जाता है। इस प्रकार से बनाया गया हे धूप में सुखाकर बनाये गए हे से ज्यादा हरा, पत्तीदार और पौष्टिक होता है। परन्तु इसमें अधिक खर्च आता है।

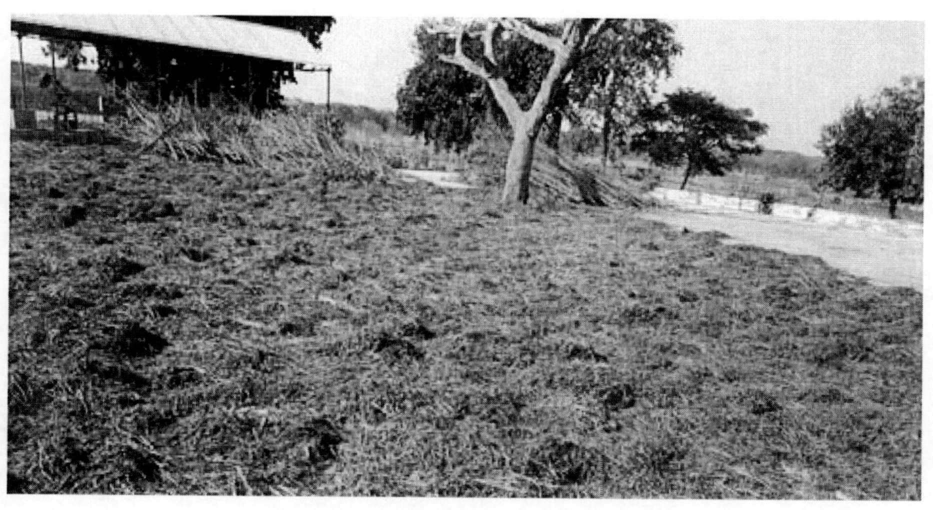

चित्रः बरसीम को धूप में सुखाकर "हे" बनाना

हमारे देश में बहुत कम पशुपालक चारे के संरक्षण की तरफ ध्यान देते हैं। इसलिए उन्हें चारे की कमी के कारण कम उत्पादकता के चलते आर्थिक नुकसान होता है। जबकि बरसात के मौसम में अधिकता में उपलब्ध चारा व्यर्थ हो जाता है। यदि उपरोक्त तरीकों से चारे का संरक्षण कर लिया जाए तो निश्चित ही पशुओं का उत्पादन वर्ष भर बेहतर किया जा सकता है।

❑❑❑

अध्याय 5

पशुओं में प्रजनन प्रबंधन

पशु के प्रजनन योग्य होने के लिए दो निर्धारक होते हैं। पहला उसकी उम्र और दूसरा उसका वजन, अर्थात पशु प्रजनन योग्य तभी होता है जब वह वयस्क और स्वस्थ हो। अलग–अलग प्रजाति और नस्ल में प्रजनन उम्र अलग–अलग होती है (निम्न तालिका में देखें)।

पशु	प्रजनन उम्र	वजन
देशी गाय	3 से 3 1/2 साल	250 से 300 कि.ग्रा.
संकर गाय	2 से 2 1/2 साल	250 से 300 कि.ग्रा.
भैंस	3 से 3 1/2 साल	लगभग 300 कि.ग्रा.

प्रजनन योग्य होने पर मादा पशु एक निश्चित अंतराल (18 से 21 दिनों के अंतर से) मदकाल प्रदर्शित करता है। पहले दो मदकाल छोड़कर तीसरे मदकाल में पशु को गाभिन करवाना चाहिए।

गाय और भैंस में मद/गर्मी के लक्षणों की पहचान

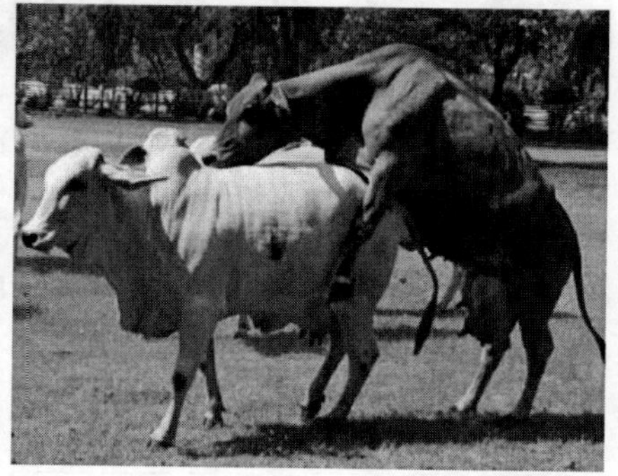

- पशु चौकन्ना एवं उत्तेजित हो जाता है।
- वह अधिक रंभाती है।
- दूसरी गायों और सांड के पीछे या पास में रहती है और उनको सूंघती है।
- दूसरी गायों के ऊपर बार–बार चढ़ती है और उनको अपने ऊपर चढ़ने देती है।

- उसके मूत्र द्वार से सफ़ेद, पारदर्शी और चिपचिपा श्लेष्मा निकालता है जो उसके पीछे लटकता रहता है।
- दूध का उत्पादन अचानक कम हो जाता है।
- बार–बार पेशाब करती है।

भैंसों में गर्मी के लक्षण बहुत ही कम दिखाई देते हैं और अधिकतर भैंसें शाम 6 बजे से सुबह 6 बजे के बीच गर्मी में आती हैं। अतः भैंसों में सुबह जल्दी उठकर (सुबह 4 से 5 बजे) गर्मी के लक्षणों की पहचान करना चाहिए। ग्रीष्म ऋतु में अधिक तापमान होने पर भैंसों को नहलाना जरुरी होता है, अन्यथा उनमें उष्मीय तनाव हो जाता है जिससे प्रजनन प्रभावित होता है।

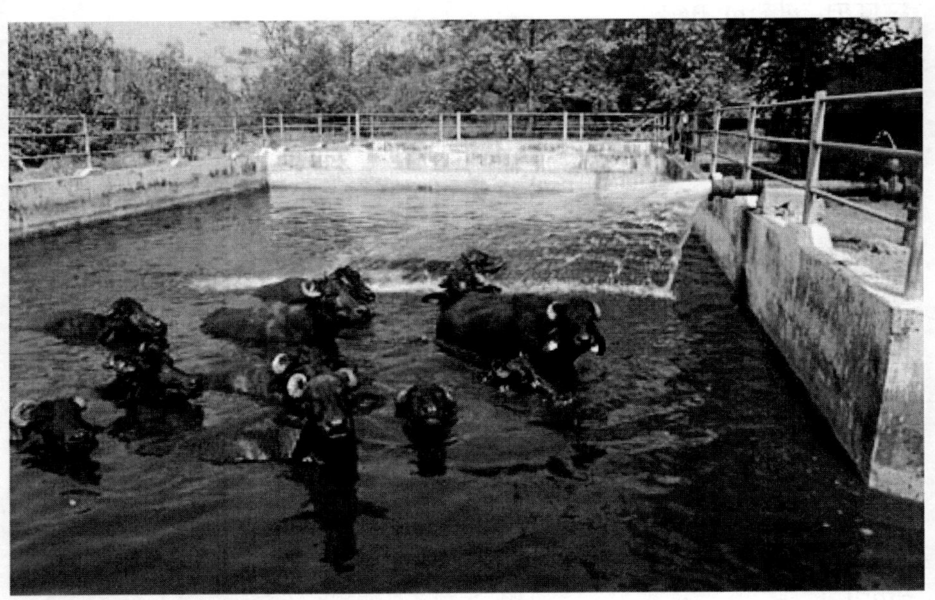

गर्भाधान कराने का उचित समय

गर्मी के लक्षण शुरू होने के 12 घंटे बाद प्रजनन कराया जाए तो गर्भित होने की 90 प्रतिशत सम्भावना रहती है। इसलिए यही सबसे उत्तम समय होता है। यदि इस समय गर्भाधान नहीं कराया जाता तो पशु खाली रह जाता है और अगले 20 से 21 दिन बाद पुनः गर्मी में आता हैं। इसलिए लापरवाही करने पर पशु का ब्यांत अन्तराल बढ़ जाता है और पशुपालकों को आर्थिक नुकसान होता है।

प्रजनन की विधियाँ

1. **सांड द्वारा:** अच्छे वंश के और स्वस्थ सांड से ही प्रजनन करना चाहिए।
2. **कृत्रिम गर्भाधान (ए.आई.):** इसके लिए अच्छे सांड का चयन कर उसका वीर्य छोटी–छोटी स्ट्रा में भरकर हिमीकृत अवस्था में रखा जाता है। प्रशिक्षित व्यक्ति से ही कृत्रिम गर्भाधान कराना चाहिए।

गर्भधारण करने की पहचान

गाभिन होने पर पशु पुनः 21 दिन बाद भी मदकाल में नहीं आती हैं। यही गर्भ धारण करने का प्रथम लक्षण होता है। इस प्रकार गर्भ के 2 से तीन महीने पूरे होने पर पशु चिकित्सक से गुदाद्वार परीक्षण द्वारा गर्भ का निर्धारण करवा लेना चाहिए।

यदि पशु तीन बार से ज्यादा गर्भाधान कराने पर भी गर्भ धारण नहीं करती है तो उसे "रिपीट ब्रीडर" कहते हैं और ऐसे पशुओं का उचित इलाज की आवश्यकता होती है।

गाभिन पशु की देखभाल

दुधारू पशु का उचित प्रबंधन करने पर ही वह अपनी अनुवांशिक क्षमता के अनुरूप दुग्ध उत्पादन कर सकता है। दुधारू पशुओं की देखभाल करते समय ध्यान देना चाहिए कि प्रारम्भिक दुग्धकाल के समय पशु का उचित वजन बना रहे। इसके लिए दूध सूखने के समय पशु को उचित आहार देना चाहिए।

उच्च उत्पादन क्षमता वाली गाय और भैंसों को उनकी आवश्यकता के अनुसार खिलाना एक बड़ी चुनौती होती है, क्योंकि पशु एक निश्चित मात्रा तक ही खा सकता है जो कि उसके वजन का 3 से 4% (शुष्क पदार्थ) तक होता है। ब्याने की तुरंत बाद गाय/भैंस की भूख कम हो जाती है, जबकि दूध देने के कारण उनके शरीर में पोषक तत्वों की आवश्यकता बढ़ जाती है। उचित देखभाल ना मिलने पर पशु कमजोर होता जाता है जिससे उसके दूध उत्पादन में भी कमी आने लगती है।

- माँ के गर्भ में पल रहे बच्चे की सबसे तेज और अधिकतम विकास गर्भ के आखिरी 3 महीनों में होता है।
- इसलिए गर्भ के 7 वें महीने से गाभिन पशु को 1–2 कि.ग्रा. अतिरिक्त पशु आहार दिया जाना चाहिए।

- शीघ्र ब्याने वाले गाभिन पशु को किसी असमतल जगह पर नहीं चराना चाहिए।
- यदि संभव हो तो गाभिन पशु को अन्य पशुओं से अलग बाड़े में रखना चाहिए।
- ब्याने के 3–5 दिन पहले से गाभिन पशु को हल्का सुपाच्य आहार जैसे 3 कि.ग्रा. गेहूं का चोकर, आधा किलो मूंगफली की खल और 100 ग्राम खनिज मिश्रण मिला कर देना चाहिए।

पशु के ब्याने एवं उसके बाद की देखभाल

गाय में गर्भकाल लगभग 9 महीने 9 दिन (280 दिन) और भैंसों में 10 महीने और 10 दिन (310 दिन) का रहता है। प्रसव के 1 से 2 दिन पहले पशु के थन और अयन में सूजन आ जाती है और लाल हो जाते हैं। योनी से चिपचिपा पदार्थ निकलने लगता है। प्रसव की शुरुआत में सबसे पहले पानी की थैली बाहर आती है और फट जाती है। फिर बच्चे के सामने के पैर एवं सिर दिखाई देता है। गाय बार–बार खड़ी होती और बैठती है। बच्चे को बाहर आने में 2 से 4 घंटे का समय लग सकता है।

ब्याने के बाद पशु को हल्का गुनगुना पानी पिलायें। उसके थनों और पिछले हिस्से को साफ़ गर्म पानी से धुलें और साफ़ कपड़े से पोंछ दें। ब्याने के 6 से 8 घंटे के अन्दर जेर गिर जाती है। जेर गिरने के बाद उसको तुरंत हटा दें और पशु को पुनः साफ़ करें। ब्याने के दो तीन घंटे बाद गेहूं, जौ, बाजरा आदि का दलिया बनाकर पशु को देना चाहिए। उसमें गुड़ और नमक भी डालकर दे सकते हैं। अगले कुछ दिनों तक पशु को चोकर, दलिया, गुड़ आदि खिलाना चाहिए। हरे चारे को कम मात्रा में खिलाना चाहिए।

ब्याने के बाद पशु को दुबारा कब गाभिन करना चाहिए ?

ब्याने के बाद गर्भाशय को अपनी सामान्य अवस्था में आने के लिए कुछ समय लगता है। गायों में यह समय 60 से 90 दिन और भैंसों में 90 से 120 दिन का होता है। इसके बाद पुनः पशु मदकाल प्रदर्शित करने लगता है। इन पशुओं को अच्छे से देखते रहना चाहिए और ब्याने के 90 से 120 दिन बाद पुनः गर्भाधान करा देना चाहिए।

❑❑❑

अध्याय 6

स्वच्छ दूध उत्पादन एवं दुधारू पशुओं का प्रबंधन

स्वच्छ दुग्ध उत्पादन

स्वच्छ दूध वह होता है जिसमें गंदगी, कचरा आदि ना हो और कम–से–कम जीवाणु हों, एवं इस कारण इसे लम्बे समय तक सुरक्षित रखा जा सकता है।

दूध में दो प्रकार की गंदगी हो सकती है:

1. **दिखने वाली गंदगी:** जैसे चारे के टुकड़े, मक्खी, बाल, धूल, कचरा इत्यादि। अगर दूध में दिखाई देने वाली गंदगी की मात्रा अधिक है तो यह स्पष्ट करता है कि दुग्ध उत्पादन में सावधानी नहीं बरती गयी है।
2. **ना दिखाई देने वाली गंदगी:** इसमें मुख्यतः विभिन्न प्रकार के जीवाणु इत्यादि सम्मिलित होते हैं जिनको सूक्ष्मदर्शी द्वारा ही देखा जा सकता है।

दूध में अस्वच्छता होने के कारण

1. थनों को सादे पानी से धोना एवं भीगे थनों से दूध निकालना।
2. दोहने के पहले बछड़ों को थनों से दूध पिलाना।
3. दोहने, परिवहन एवं वितरण में गंदे बर्तनों का प्रयोग करना।
4. मैले पशुओं से दूध निकालना।
5. गंदे स्थान पर दूध निकालना।
6. दोहने से पहले हाथ की सफाई नहीं करना।
7. दोहते समय तम्बाकू, बीड़ी आदि का सेवन करना।
8. बीमार दुधिया द्वारा दूध निकालना।
10. दूध को देर तक खुले में पशुशाला में रखना।
11. मक्खी, कीड़े इत्यादि से दूध का दूषित होना।
12. दूध में गंदे पानी को मिलाना।

अस्वच्छ दुग्ध उत्पादन से होने वाले नुकसान

1. दूध बदबूदार हो जाता है और पीने में अच्छा नहीं लगता।
2. अस्वच्छ दूध पीने से बहुत सारी बीमारियाँ फैल सकती हैं।
3. ऐसे दूध को ज्यादा समय तक भण्डारण करने पर जल्दी खराब हो सकता है।
4. दूध से बनने वाले उत्पाद जैसे पनीर, दही आदि भी ख़राब बनते हैं।

स्वच्छ दूध उत्पादन की विधि

- जिस जगह पशु की दोहना है, उसे दुहने से पहले और बाद में अच्छे से धुलकर साफ करना चाहिए।
- दुहने के कुछ घंटे पहले दुधारू पशुओं को साफ़ पानी से नहलाना चाहिए।

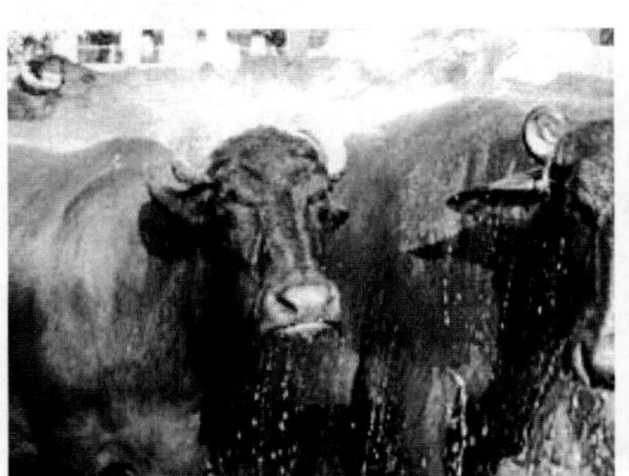

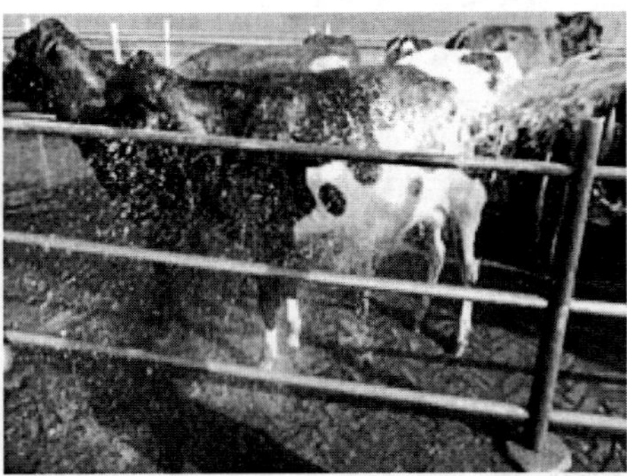

- दुहने से पहले पशु के अयन और थनों को गुनगुने पानी में पोटेसियम परमैंगनेट के कुछ दाने डालकर अच्छे से धुलकर, साफ़ कपड़े से पोंछना चाहिए।

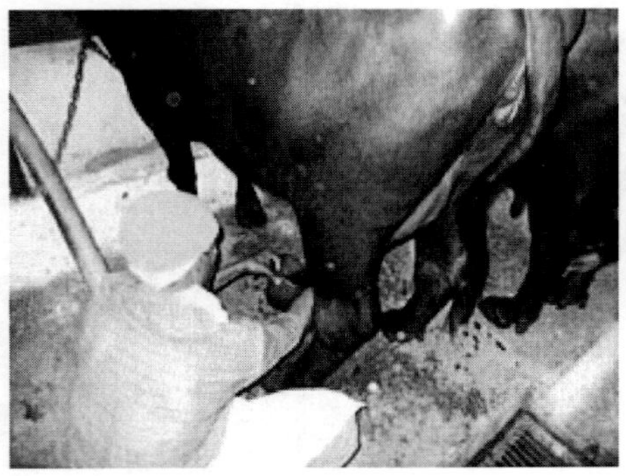

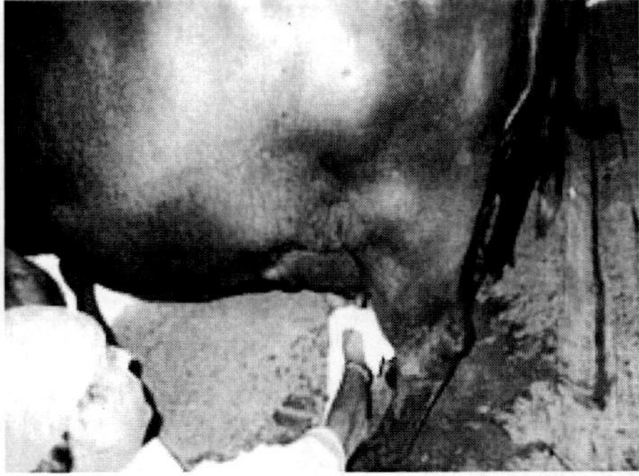

- दूध निकालने और रखने के लिए अच्छे से धुले हुए साफ–सुथरे बर्तनों का इस्तेमाल करना चाहिए। दुहने के बर्तन को पहले सादे पानी से और फिर गर्म पानी से डिटर्जेंट के साथ धोकर धूप में सुखा लेना चाहिए।

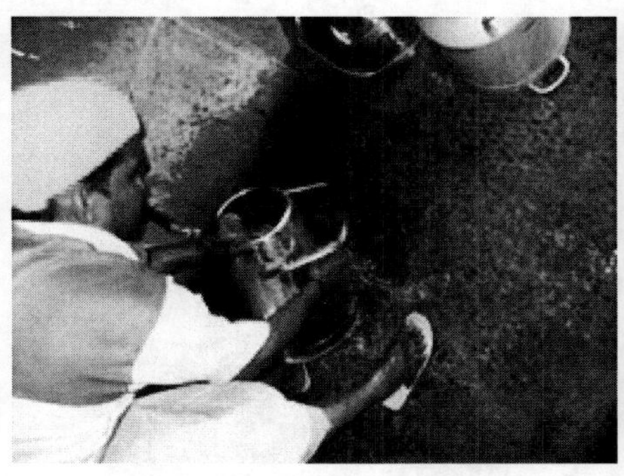
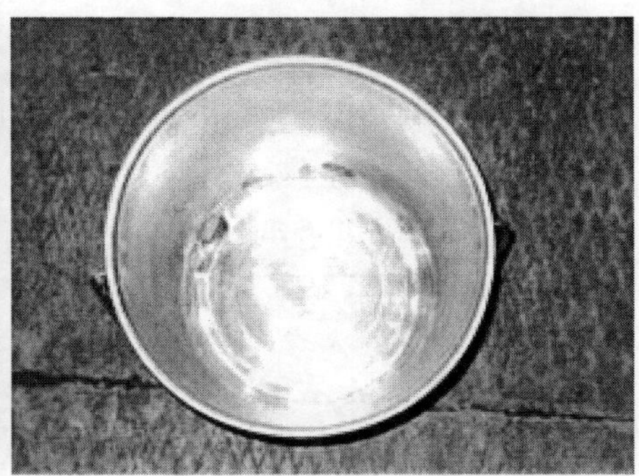

- दूध दुहने के बाद सूती कपड़े या जाली से छानना चाहिए जिससे उसमें उपस्थित गंदगी को अलग किया जा सके।
- यदि दूध दुहने के बाद लम्बे समय तक रखना है या बहुत दूर परिवहन करना है तब उसे पहले रेफ्रिजरेटर में ठंडा कर लेना चाहिए।
- दूधिये को अपने हाथ अच्छे से धो कर ही दूध दोहना चाहिए एवं जल्दी–जल्दी लेकिन पूर्ण रूप से दूध निकालना चाहिए।

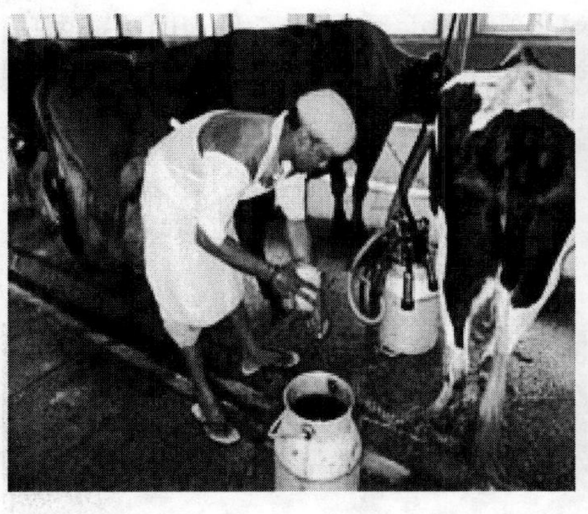
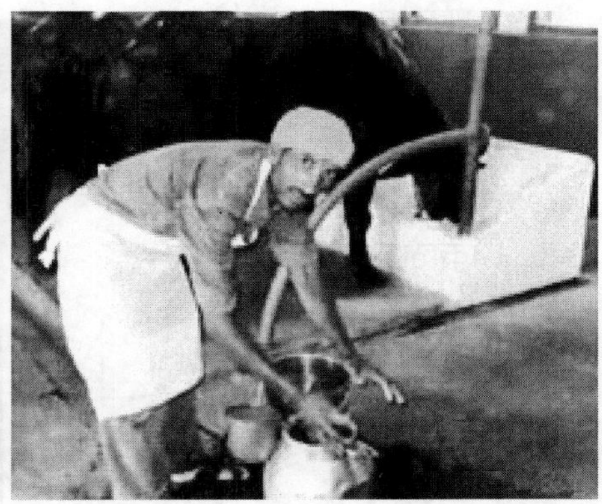

- पूर्ण हस्त या चुटकी विधि से ही दोहना चाहिए एवं अंगूठा मोड़कर थनों को नहीं दबाना चाहिये।
- दुहने का समय निश्चित होना चाहिए एवं दो दोहन के बीच 12 घंटों का अंतर रखना चाहिए।

दूध दुहने की विधियाँ

1. **स्ट्रिपिंग (चुटकी विधि):** इसमें थन की जड़ को अंगूठा और प्रथम ऊँगली के बीच पकड़ने के बाद नीचे की तरफ खींचते हुए दूध की धार निकालते हैं। दोनों हाथों में एक–एक थन लेकर बारी–बारी से धार निकालते हैं। यह विधि छोटे थन वाले पशुओं के लिए उचित होती है।

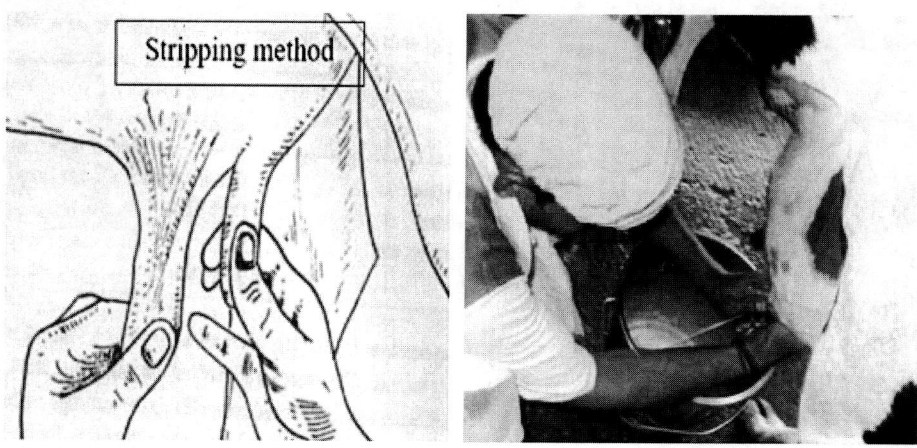

2. **पूर्ण हस्त विधि (फुल हैण्ड):** इस विधि में थन को मुट्ठी में पकड़कर थन कि जड़ को अंगूठे और तर्जनी से दबा दिया जाता है। इसके बाद शेष उंगलियों तथा हथेलियों से थन के अग्र भाग को दबाकर दुहा जाता है। इसी क्रिया को तेजी से दुहराया जाता है। बड़े थन वाली गाय एवं भैंसों को इस विधि से दुहा जाता है। यह विधि पशुओं के लिए अधिक आरामदायक होती है। इस विधि से दुहने के बाद पशु को चुटकी विधि द्वारा दुहकर संपूर्ण दूध निकाला जाना चाहिये।

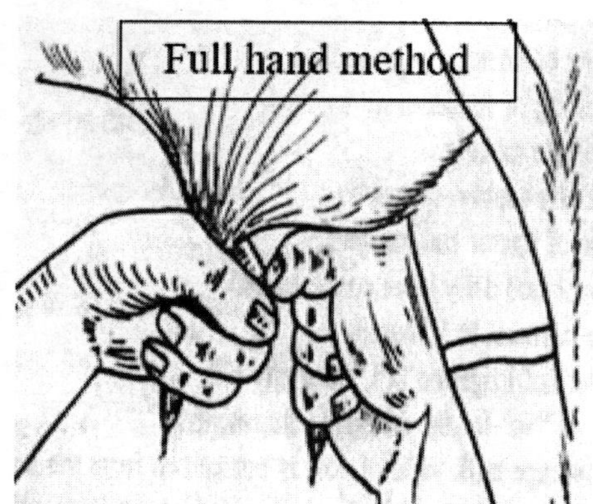

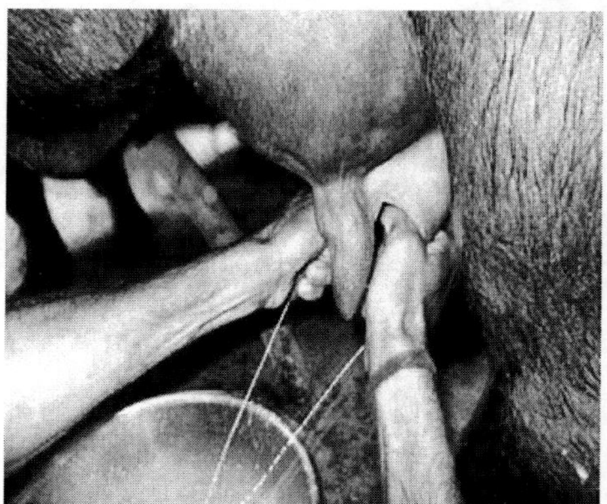

3. **मशीन से दूध निकालनाः** अधिक दूध देने वाले पशुओं के लिए खासकर संकर नस्ल की गायों के लिए मिल्किंग मशीन का प्रयोग किया जा सकता है। इससे शीघ्रता से दूध निकल जाता है और थनों की मालिश भी हो जाती है। परन्तु मशीन की साफ़–सफाई का विशेष ध्यान रखना चाहिए, अन्यथा बीमारी फैलने की सम्भावना अधिक रहती है। हाथ से दूध निकालने की तुलना में मशीन से दूध निकालना बहुत ही आसान और त्वरित होता है। मशीन से पशु के थन को किसी प्रकार का नुकसान नहीं होता है और ना ही खून आता है। इस मशीन से पशु को वैसा ही महसूस होता है, जैसा बछड़े के दूध पीते समय वो महसूस करती है।

गाय और भैंस के थनों में अंतर होता है और इसलिए दोनों के लिए अलग–अलग मशीन बाजार में उपलब्ध हैं। मिल्किंग मशीन बिजली या जनरेटर दोनों पर चलाई जा सकती है। यह मशीन वेक्यूम के सिद्धांत पर काम करती है। बाजार में दूध निकालने की मशीन 30 हजार से लेकर 80 हजार तक की कीमत में उपलब्ध है। कम पशुओं के लिए ट्राली बकेट मिल्किंग मशीन उपयुक्त होती है जिसे आसानी से किसी भी स्थान पर लाया–ले जाया सकता है। अधिक पशुओं के लिए फिक्स्ड मशीन उपलब्ध है जिसे मिल्किंग पार्लर में लगाया जाता है। और इसमें एक समय में 7 से 8 पशुओं का दूध निकाला जा सकता है। एक बकेट से प्रति मिनट 1.5 से 2 लीटर दूध दुहा जा सकता है अतः 10–15 लीटर वाली गाय को दोहने में 5–7 मिनट का समय लगता है।

हाथ से दुहे जाने वाले पशुओं को मशीन से दुहने के लिए कुछ समय तक प्रशिक्षित करना होता है। परन्तु 5–7 दिनों में पशु इसका आदि हो जाता है और मशीन से दूध निकलने में कोई दिक्कत नहीं होती है।

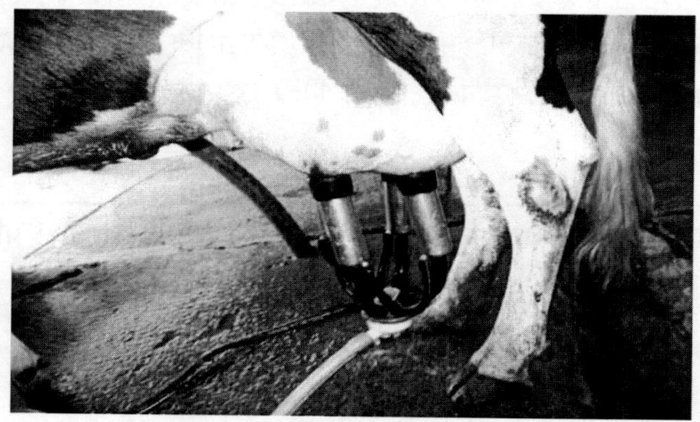

चित्रः मिल्किंग मशीन द्वारा दूध निकालना

दुधारू पशु को शुष्क करना : अगले ब्यांत से कम–से–कम दो महीने पूर्व से दूध निकालना बंद कर देना चाहिए। इस समय को शुष्क काल (ड्राई पीरियड) कहते हैं। ऐसी गाय जिससे दूध लेना बंद कर दिया गया है, सूखी गाय कहलाती है। इस समय तक कम उत्पादकता वाले पशु अपने आप ही दूध देना बंद कर देते हैं। लेकिन अधिक उत्पादकता वाले पशुओं का दूध दोहना बंद करना पड़ता है। ऐसा करना निम्न कारणों से आवश्यक है –

1. पिछले दुग्ध काल में थनों और शरीर में हुई क्षतिपूर्ति करने के लिए।
2. गर्भ में पल रहे बच्चे के सम्पूर्ण विकास के लिए।
3. अग्रिम दुग्धावस्था काल एवं दूध उत्पादन में वृद्धि करने के लिए।
4. प्रसव में आने वाली कठिनाइयों को दूर करने के लिए।
5. पोषक तत्वों की कमी से होने वाली बीमारियों को दूर करने के लिए।
6. अच्छे एवं स्वस्थ बछड़े पैदा करने के लिए, तथा शरीर में पोषक स्तर बनाये रखने के लिये।

शुष्क काल की अवधिः पशु के स्वास्थ्य पर निर्भर करती है। सामान्यतः स्वस्थ पशु के लिए 60 दिन का, जबकि कमजोर पशु के लिए 90–100 दिन का शुष्क काल पर्याप्त है।

गाय को निम्नलिखित विधियों से सुखाया जाता है–

1. पूर्णतः दोहन बंद करके
2. अपूर्ण दोहन करके
3. एकांतर दूध दोहन करके

यदि गाय 4–5 कि. ग्रा. दूध प्रतिदिन देती है, तो ऐसी गाय को एकदम दोहन बंद करके सुखाया जा सकता है। और यदि गाय 5 कि. ग्रा. से अधिक दूध देती है तो उसे अपूर्ण दोहन या एकांतर दोहन विधि से सुखाना चाहिए।

दूध के विभिन्न मानक

दूध का प्रकार	**वसा प्रतिशत**	**वसा रहित ठोस प्रतिशत**
मानक दूध	4.5	8.5
टोंड दूध	3	8.5–9
डबल टोंड दूध	1.5	9
सप्रेटा दूध	0.5	8.7

गाय एवं भैंस के दूध का औसत संघटन

पशु	जल की मात्रा (%)	वसा (%)	प्रोटीन (%)	लैक्टोस (%)	कुल ठोस (%)	वसा रहित ठोस (%)
गाय	86.4–87	4–4.5	3.4–3.5	4.5–5	13–13.5	8.5–9.5
भैंस	82–83	7–8	3.6–3.8	4.8–5	17–18	9.5–10.5

थनैला रोग (मेसटाइटिस) की जांच करना

थनैला दुधारू पशुओं में होने वाला एक बहुत ही गंभीर रोग होता है। यह दूध उत्पादन को बहुत अधिक प्रभावित कर सकता है। इसलिए इसके प्रारंभिक लक्षणों की पहचान कर इसका शीघ्र उपचार करना आवश्यक है। थनैला रोग के प्रारंभिक लक्षणों की जांच स्ट्रिप कप टेस्ट और कैलिफोर्निया मेसटाइटीस टेस्ट के जरिए की जाती है–

1. **स्ट्रिप कप टेस्टः** यह परीक्षण डेरी फार्म में ही किया जा सकता है। इसमें प्लास्टिक का एक कप उपयोग में लाते हैं जिसका ऊपरी हिस्सा काले रंग का होता है। इसमें हर थन से दूध की पहली कुछ बुँदें निकालते हैं और उसमे चिथड़ों (क्लॉट) की उपस्थिति का परीक्षण करते हैं।

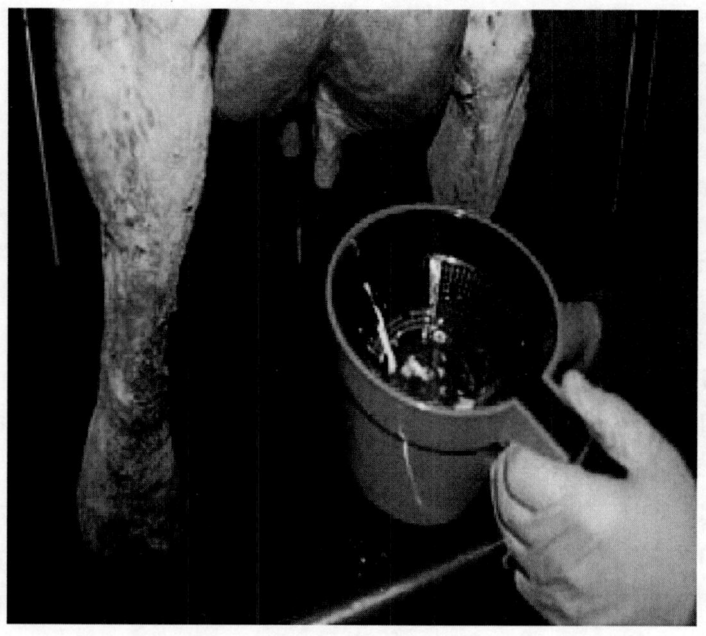

चित्रः स्ट्रिप कप (स्त्रोतः www.farmanddairyspares.ie)

2. **कैलिफोर्निया मेसटाइटिस टेस्ट :** यह जांच एक सफ़ेद प्लास्टिक के बने विशेष तरह के पेडल में की जाती है। इस पेडल में चार कप जुड़े हुए होते हैं और एक हैंडल होता है। इस जांच के लिए कैलिफोर्निया रीएजेंट की आवश्यकता होती है। इस जांच के लिए हर थन से 3–3 मि.ली. शुरुआती दूध टेस्ट पेडल के हर कप में बने निशान तक भरा जाता है। इसके बाद उतनी ही मात्रा में कैलिफोर्निया रीएजेंट हर कप में डाला जाता है। इसके बाद पेडल को सीधा रखकर धीरे–धीरे हिलाया जाता है। यदि किसी कप में दूध गाढ़ा और लसलसा हो जाता है तो उस कप में जिस थन से दूध निकाला गया था, वह थन थनैला रोग से ग्रसित होता है।

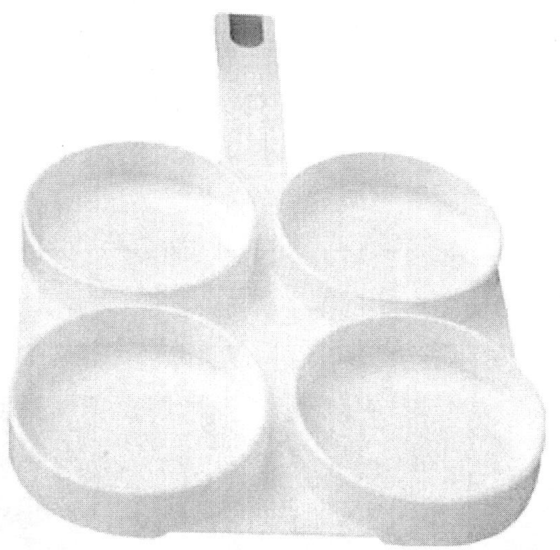

चित्रः कैलिफोर्निया मेसटाइटिस पेडल

दूध में मिलावट की जांच करना

कभी–कभी बाजार में उपलब्ध दूध और दूध उत्पादों में मिलावट की जाती है ताकि अधिक मुनाफा कमाया जा सके। दूध में यूरिया, नाइट्रेट फर्टिलाइजर, शुगर, और ग्लूकोज की मिलावट से दूध की मात्रा के साथ ही एसएनएफ और फैट भी बढ़ जाता है। हाइड्रोजन पेरॉक्साइड और फार्मलिन मिलाया जाता है ताकि दूध जल्दी खराब न हो। आटा व स्टार्च मिलाने की वजह होती है अमोनिया व यूरिया के कारण खराब हुआ टेस्ट ठीक हो जाए। ऐसा करना गैर क़ानूनी है एवं इससे मिलावटी दूध को पीने वाले आदमी को बहुत नुकसान हो सकता है। निम्नलिखित परीक्षणों द्वारा मिलावटी दूध की जांच की जा सकती है–

1. **दूध में पानी की मिलावट की जांचः** दूध को एक बर्तन या लीटर के माप में भर दें। फिर लेक्टोमीटर को दूध में डालें, यदि लेक्टोमीटर रीडिंग 28 डिग्री से कम होती है तो दूध में पानी की मिलावट की सम्भावना होती है। लेक्टोमीटर आसानी से बाजार में उपलब्ध होता है एवं इसकी कीमत 20–25 रुपए होती है।

2. **तालाब के पानी की जाँचः** तालाब के पानी में नाइट्रेट की अधिक मात्रा पाई जाती है जिसे सामान्य परीक्षण द्वारा पहचाना जा सकता है। पहले दूध (2 मि. ली.) को परखनली में डालें और हिलाकर परखनली से अलग कर दें। इसके बाद रीएजेंट (डाइफिनायल एमीन 2% सल्फ्यूरिक अम्ल में) की 2–3 बुँदें परखनली के किनारे से डालें। गहरे नीले रंग का होना तालाब के पानी (नाइट्रेट) की मिलावट को दर्शाता है।

3. **दूध में डिटर्जेंट की जाँचः** एक परखनली में 5 मि.ली. दूध लेकर उसमें 1–2 बूँद ब्रोमोक्रिसोल पर्पल विलयन की डालें और अच्छे से मिलाएं। यदि बैंगनी रंग आता है तो डिटर्जेंट की मिलावट हो सकती है। शुद्ध दूध में बहुत ही हल्का सा रंग आता है।

4. **दूध में स्टार्च, आटा, आरारोट, आलू या साबुदाना आदि की मिलावट की जाँचः** दूध में पानी मिलाने के बाद उसमें स्टार्च मिलाकर गाढ़ा किया जाता है। इससे दूध के SNF की मात्रा बढ़ जाती है। इसकी पहचान के लिए बहुत ही साधारण सा परीक्षण किया जा सकता है। इसके लिए एक परखनली में 3 मि.ली. दूध लेकर उसे उबाल लें। इसके बाद उसे कमरे के तापमान तक ठंडा होने दें। फिर उसमें 1–2 बूँद आयोडीन का 1% घोल डालें। इससे इसका रंग नीला हो जाएगा जिसको पुनः उबालने पर रंग परिवर्तित हो जाता है और ठंडा करने पर फिर से नीला रंग का हो जाता है।

5. **दूध में यूरिया की मिलावट की जाँचः** दूध में यूरिया की मिलावट की जाँच करने के लिए 5.0 मि.ली. दूध के सैम्पल को एक परखनली में लें। फिर इसमें 5 मि.ली. पैराडाईमिथाइल एमिनो बेन्जेलडिहाईड नाम का रसायन मिलाएं। इसके बाद परखनली को अच्छे से हिलाएं। यदि परखनली में मिश्रण का रंग गहरा पीला हो जाता है तो दूध में यूरिया मिलाया गया है। परन्तु यदि दूध का रंग हल्का पीला हो तो इस दूध में यूरिया नहीं मिलाया गया है।

6. **दूध में फॉरमेलिन मिलावट की जाँचः** 3.0 मि.ली. दूध के सैम्पल में 1.0 मि.ली. फेरिक क्लोराइड विलयन (1 प्रतिशत) मिलाकर परखनली की दीवार के साथ–साथ 5.0 मि.ली. सान्द्र सल्फ्यूरिक एसिड धीरे–धीरे डालें जिससे कि परखनली में एसिड व दूध की परत अलग–अलग बनी रहें। फिर दोनों परतों के मिलने की सतह का निरीक्षण करें। यदि मिलने वाली सतह पर बैंगनी रंग का घेरा दिखायी दे तो यह मान लेना चाहिए कि सैम्पल में फारमेलिन मिलाई गयी है।

❑❑❑

अध्याय 7

डेयरी में बछड़े / बछियों का उचित प्रबंधन

किसी भी डेयरी में बछड़े की देखभाल और प्रबंधन करना बहुत ही आवश्यक कार्य होता है, क्योंकि यही बछड़े डेयरी का भविष्य होते हैं। बछड़ों की देखभाल में किसी भी प्रकार की लापरवाही आगे चलकर डेयरी के लिए बहुत नुकसानदेह हो सकती है। विशेषकर 3 महीने से कम आयु के बछड़े पेट एवं सांस की संक्रामक बीमारियों के लिए अधिक संवेदनशील होते हैं। आदर्श रूप में किसी भी डेयरी में बछड़ों की मृत्यु दर 5% से अधिक नहीं होनी चाहिए।

बछड़े के पैदा होने के बाद पहला सप्ताह बहुत ही महत्त्वपूर्ण होता है, इसलिए इस समय में अत्यधिक सावधानी बरतनी चाहिए। इसके लिए नीचे दी गयी बातों का ध्यान रखना चाहिए–

बछड़े के पैदा होने का स्थान

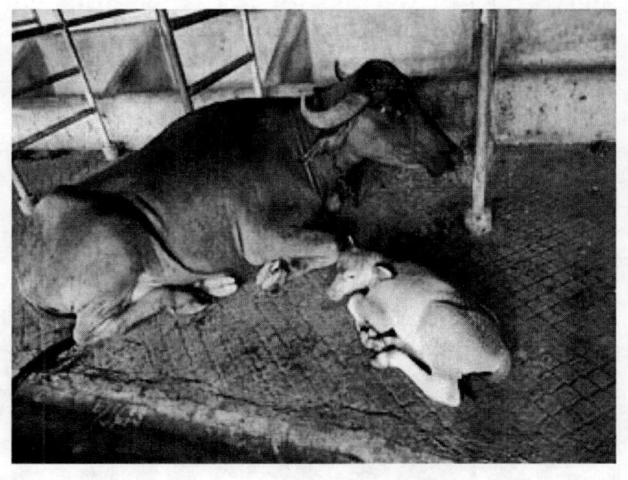

- शीघ्र ही ब्याने वाली गायों (15 दिन पूर्व) को अलग स्थान में रखें।
- चुना गया स्थान हवादार, सूखा तथा साफ़ हो।
- उस स्थान पर बहुत भीड़–भाड़ न रखें एवं प्रति गाय 12 मी.^{2} जगह अवश्य दें।
- फर्श पर सूखा बिछावन जैसे धान का पुआल, लकड़ी का बुरादा या गन्ने के सूखे पत्ते डाल दें।

बच्चे के जन्म के दिन प्रबंधन

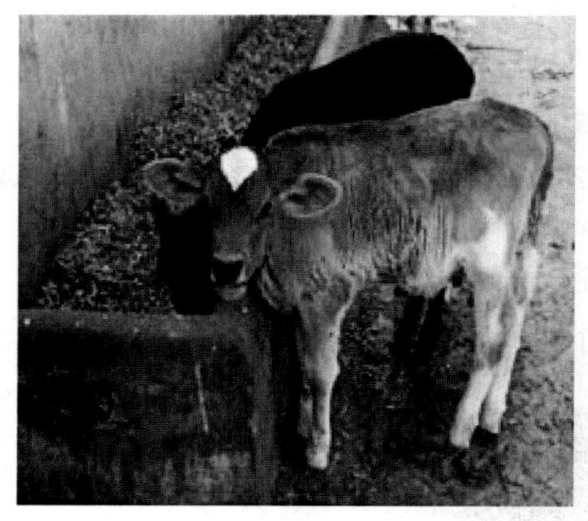

बच्चा सांस ले रहा है या नहीं, देखें एवं आवश्यक होने पर छाती पर हाथ से दबाव देकर कृत्रिम श्वसन दिया जाना चाहिए। बछड़े को पिछले पैरों से पकड़कर उल्टा लटका कर हिलाने से श्वांस नली में फंसा पदार्थ निकल जाता है। नवजात बछड़ा अपने शरीर का तापमान स्थिर बनाए रखने में असमर्थ होता है, इसलिए ठंड लगने से बचाने के लिए (विशेष रूप से ठंड और बरसात के मौसम में) शरीर और नथुने में उपस्थित चिपचिपे श्लेष्मा को एक सूखे कपड़े से साफ़ कर देना चाहिए। बछड़े को गाय/भैंस के सामने रखकर चाटने दें। इसके बाद सूखे कपड़े या पुआल से बछड़े की रगड़ कर मालिश करें।

बच्चों की नाल का उपचार: बछड़े की नाभिनाल को शरीर से 1–2 से.मी. दूर धागे से बांधकर कीटाणु रहित कैंची से काट देना चाहिए। इसके बाद कटे हुए स्थान को एक कप में टिंक्चर–आयोडीन (7% घोल) लेकर डुबाना चाहिए। इसी प्रकार 4–5 दिन तक हर दिन टिंक्चर–आयोडीन लगाना चाहिए। ऐसा करने से एक सप्ताह में नाल सूख जाती है जिससे रोगाणु नाभि द्वार के माध्यम से बछड़े के शरीर में प्रवेश नहीं कर पाते हैं और बछड़ा रोगग्रस्त होने से बच जाता है।

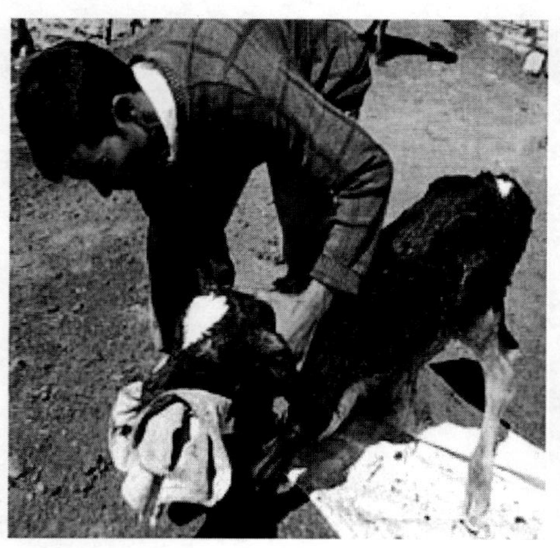

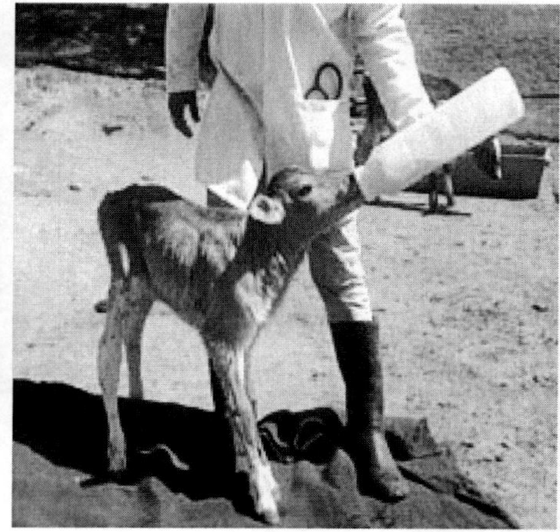

खीस (कोलोस्ट्रम) कब और कितना पिलाएं : ब्यांत के बाद थनों से निकलने वाले गाड़े पीले दूध को खीस (कोलोस्ट्रम) कहते हैं। बछड़े के पैदा होने के बाद जितना जल्दी हो सके, उसे उसकी माँ का गाढ़ा पीला दूध (खीस या कोलोस्ट्रम) जरूर पिला देना चाहिए। खीस एंटीबॉडी–जी, विटामिन–ए, आयरन, ऊर्जा, प्रोटीन और खनिज लवणों से भरपूर होता है। खीस को बछड़े के शरीर के वजन के 5% मात्रा में जन्म के 2 घंटे के भीतर तथा दूसरी बार 10–12 घंटे बाद पिलाना चाहिए। खीस बछड़े की आंतों को चिकना बनाकर प्रथम मल के उत्सर्जन में भी सहायक होता है।

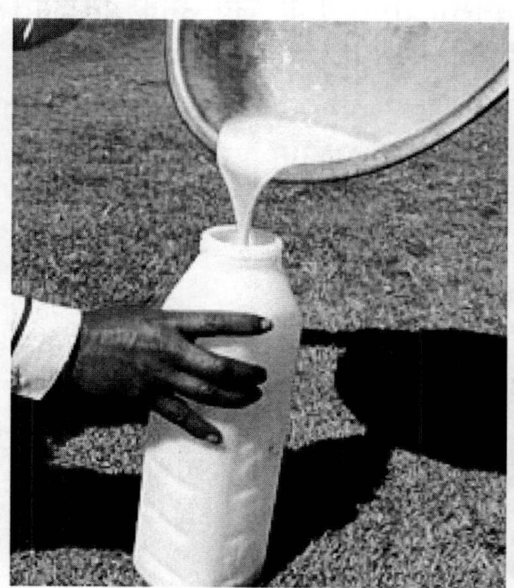

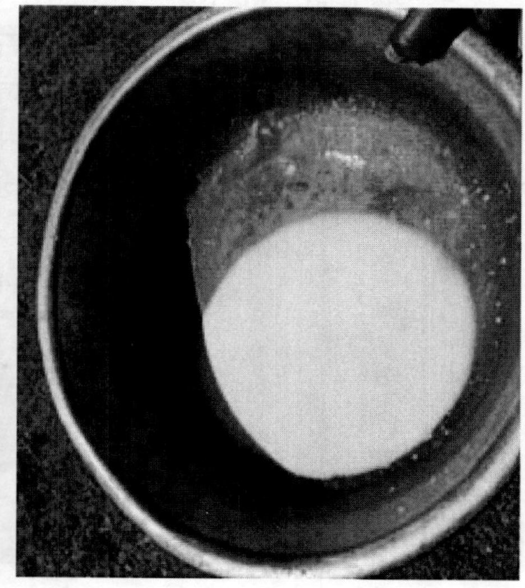

उम्र के 3 महीने तक देखभाल एवं दूध पिलाना

इस अवस्था में बछड़े को कई पौष्टिक तत्वों की आवश्यकता होती है। अगर संभव हो तो बछड़े को तीन महीने की उम्र तक दूध दिया जाना चाहिए। इससे उसका समुचित विकास होता है। बछड़े पालने के दो तरीके प्रचलित हैं– (1) प्राकृतिक रूप से माँ द्वारा दूध पिलाना, एवं (2) माँ से पृथक कर बछड़े का पालन–पोषण (वीनिंग विधि)। संकर गायों में वीनिंग विधि का प्रयोग किया जाता है लेकिन भैंस और देशी गाय में यह विधि प्रचलित नहीं है। वीनिंग विधि में बछड़े को जन्म के तुरंत बाद माँ से अलग कर दिया जाता है एवं बाल्टी या निप्पल से दूध पिलाया जाता है। आमतौर पर 2 माह उम्र तक दूध की मात्रा शरीर के वजन के 1/10 वें भाग तक दिन में दो बार बछड़े को पिलाना चाहिए और उसके बाद धीरे–धीरे दूध छुड़ाना चाहिए। अत्यधिक दूध पिलाने पर बछड़े को दस्त हो सकते

हैं, इसलिये दूध की उचित मात्रा ही बछड़े को पिलानी चाहिए। बछड़े के आहार की लागत कम करने और बछड़े की उचित वृद्धि के लिए, उम्र के 15 वें दिन से तीन महीने तक 22–24% सुपाच्य प्रोटीन युक्त बछड़ा स्टार्टर फीड बछड़े को दिया जा सकता है। बछड़ा स्टार्टर फीड 15 दिन की उम्र में 100–150 ग्राम प्रतिदिन के हिसाब से खिलाना प्रारंभ कर इसके बाद हर सप्ताह में 150 ग्राम मात्रा बढ़ा कर खिलाना चाहिए।

कृमिनाशक दवा एवं टीकाकरण

बछड़ों में कृमि या पेट के कीड़ों की समस्या से बचने के लिए उनको नियमित रूप से कृमिनाशक दवा देना चाहिए। पहली दवा 10 दिन से कम उम्र में खिलानी चाहिए एवं इसके बाद 6 महीने की उम्र तक प्रत्येक माह के अन्तराल से कृमिनाशक दवा देनी चाहिए। अल्बेन्डाज़ोल, फेनबेन्डाज़ोल, पाईप्राजीन इत्यादि दवा में से पशुचिकित्सक की सलाह से दवा का चयन करना चाहिए।

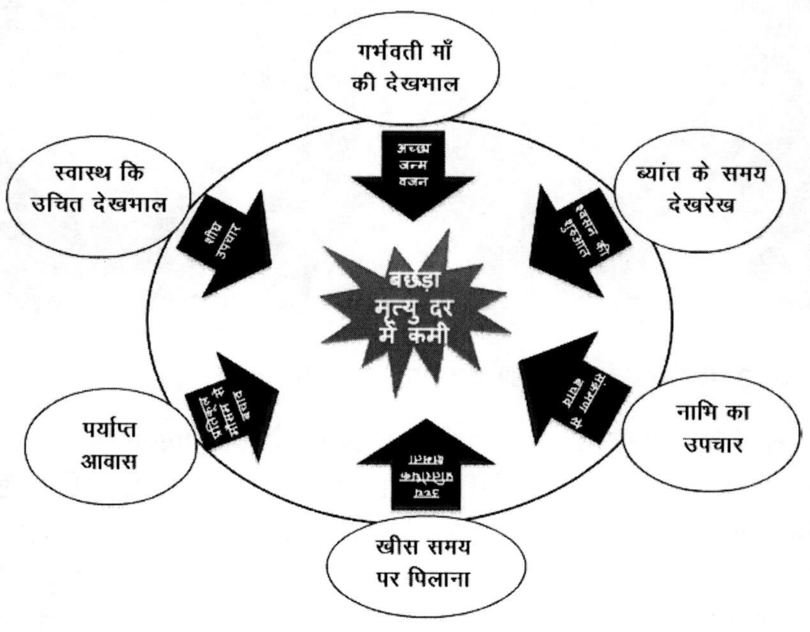

बछड़ों का टीकाकरण

चार महीने की उम्र के बाद बछड़ों को खुरपका–मुंहपका (एफ.एम.डी.) का पहला टीका लगवाना चाहिए एवं इसके 21 दिनों के बाद दूसरा टीका अवश्य लगवाना चाहिए।

कलोर या जवान बछिया/पड़िया (हीफ़र) का उचित प्रबंधन

छह माह की आयु से पहला बच्चा देने तक मादा पशु को कलोर या ओसर या हीफ़र (Heifer) कहा जाता है। इस आयु वर्ग में उचित देखभाल एवं खिलाई करने से बछिया या पड़िया के वजन में पर्याप्त वृद्धि होती है और शीघ्र ही इनका वजन 250 से 300 कि.ग्रा. तक हो जाता है। इस वजन की बछिया या पड़िया का गर्भाधान कराया जा सकता है। गर्भाधान कराने की आदर्श आयु संकर गायों में 16–18 माह एवं देशी गायों और भैंसों में दो से ढाई साल होती है। यही हीफ़र बड़ी होकर बूढ़ी एवं अनुत्पादक गायों का स्थान ले लेती है। इसलिए जितनी स्वस्थ और तंदुरुस्त बछिया/पड़िया होगी, वह भविष्य में उतनी ही अच्छी गाय या भैंस बनेगी और अधिक दूध उत्पादन करेगी।

आहार प्रबंधनः छह माह की उम्र से बछिया को भरपूर मात्रा में हरा चारा खिलाना चाहिए। इसके साथ ही 1 से 2 कि.ग्रा. पशु आहार भी खिलाना चाहिए। बछिया के वजन में प्रतिदिन 400–500 ग्राम वृद्धि दर उसके उचित विकास को दर्शाती है। यह भी ध्यान रखना चाहिए की बछिया ज्यादा मोटी ना हो, अन्यथा ब्याने के समय कई प्रकार की समस्याएँ आती हैं।

आवास प्रबंधनः बछिया/पड़िया को खुले आवास में साफ–सुथरे वातावरण में रखना चाहिए। उनको अत्यधिक गर्मी एवं सीधी सूर्य के किरणों से बचाने के लिए छप्पर बनाना चाहिए। भैसों की पड़ियों को गर्मी में नहलाना चाहिये।

स्वास्थ्य प्रबंधनः हर 3 माह में बछियों/पड़ियों को कृमिनाशक दवा दी जानी चाहिए। इसके अलावा एफ.एम.डी., गलघोंटू, लंगड़ी बुखार इत्यादि बीमारियों से बचाव के लिए टीकाकरण अवश्य कराना चाहिए।

प्रजनन प्रबंधनः जब हीफ़र बछिया/पड़िया 250 से 300 कि.ग्रा. की हो जाए तब नियमित रूप से गर्मी या हीट के लक्षणों की जांच करना चाहिए। गर्मी में आने पर बार–बार पेशाब करना, दूसरे पशु पर चढ़ना, योनी से स्त्राव आना, जोर–जोर से रंभाना इत्यादि लक्षण दिखाई देते हैं। गर्मी में आने पर 12 घंटे के भीतर अच्छे सांड के सीमेन से गर्भाधान करवाना चाहिए।

❑❑❑

अध्याय 8

डेयरी फार्म से सम्बंधित अन्य आवश्यक क्रियाकलाप

1. सींग रोधन करना (डीहोर्निंग या डिसबडिंग)

नवजात बछड़ों में सींगों के बड़े होने से पहले उनके स्थान पर उगने वाली उनकी कलिका या तंतुओं को समाप्त कर देना ही सींग रोधन कहलाता है। इस प्रक्रिया में अधिकतर रासायनिक तथा विद्युत विधियों का उपयोग किया जाता है।

सींग रोधन कब करें: नवजात बछड़े के सींग रोधन के लिए 1–2 सप्ताह (10–15 दिन) की उम्र सर्वोत्तम मानी जाती है।

सींग रोधन की विधियाँ

विद्युत चलित सींग रोधक द्वारा: इसमें इलेक्ट्रिक डीहोर्नर को 540°C तापमान तक गर्म करके सींग कलिकाओं पर 8 से 10 सेकण्ड के लिए रख दिया जाता है।

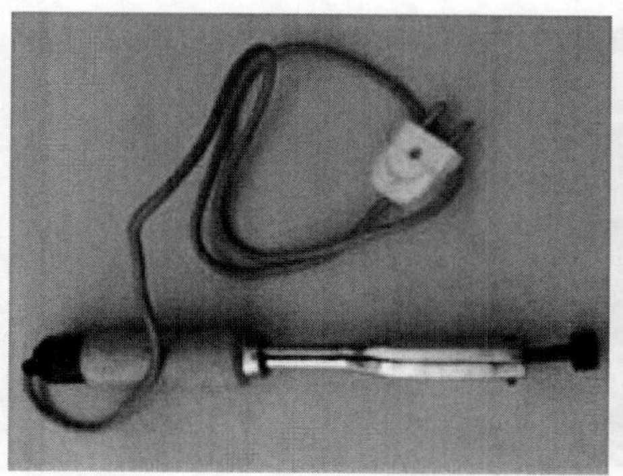

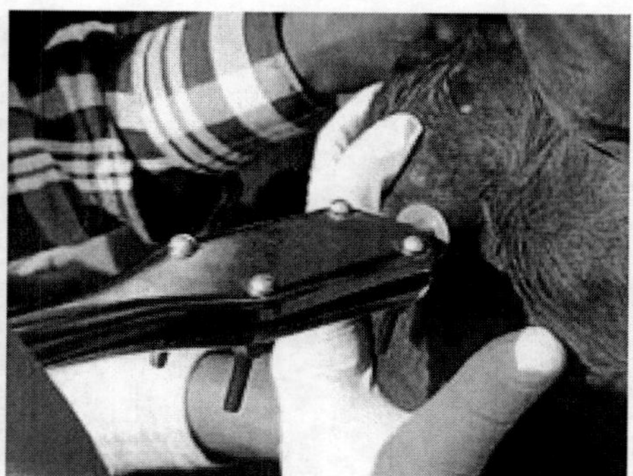

चित्रः विधुत चलित सींग रोधक द्वारा सींगरोधन

रासायनिक विधिः इसमें सींग कलिका के चारों तरफ के बाल काटकर सींग कलिका को कास्टिक पोटाश की छड़ द्वारा तब तक रगड़ते रहते हैं जब तक सींग

कलिका के रक्त न बहने लगे। इसके बाद इस कलिका पर जिंक ऑक्साइड का पाउडर लगाकर रूई से बांध दिया जाता है।

2. नर बछड़ों/पाड़ों का बधियाकरण (कैसट्रेशन)

पशुओं के अण्डकोष को निष्क्रिय करना अथवा निकाल देना ही बधियाकरण कहलाता है। अर्थात पशुओं की प्रजनन शक्ति को समाप्त करना ही बधियाकरण का मुख्य उद्देश्य होता है।

बधियाकरण के लाभ

- अवांछनीय सांडों को बधिया करके अवांछनीय प्रजनन को रोका जा सके।
- इससे नर का स्वभाव शांत हो जाता है और उसे आसानी से काबू में करके कृषि कार्यों के लिए प्रयोग किया जा सकता है।
- पशुओं में जनन अंगों से संबंधित बीमारियों से छुटकारा पाया जा सकता है।

बधियाकरण करने का उचित समयः विभिन्न उद्देश्यों की पूर्ति हेतु पशुओं को अलग–अलग आयु में बधिया किया जा सकता है। कृषिकार्यों में उपयोग में लाए जाने वाले बछड़ों को डेढ़ से दो वर्ष की आयु में बधिया करना चाहिए। बधिया करने के लिए ठण्ड या बसंत ऋतु सर्वोत्तम मानी जाती है।

बधियाकरण की वैज्ञानिक विधि या रक्तविहीन विधि या बर्डीजू विधिः इस विधि में पशु काबू में करके बर्डिजो कैसट्रेटर नामक यंत्र से उसके वृषण रज्जु को दबाते हैं जिससे अंडकोषों या अंडग्रंथियों में रक्त संचार बंद हो जाता है और

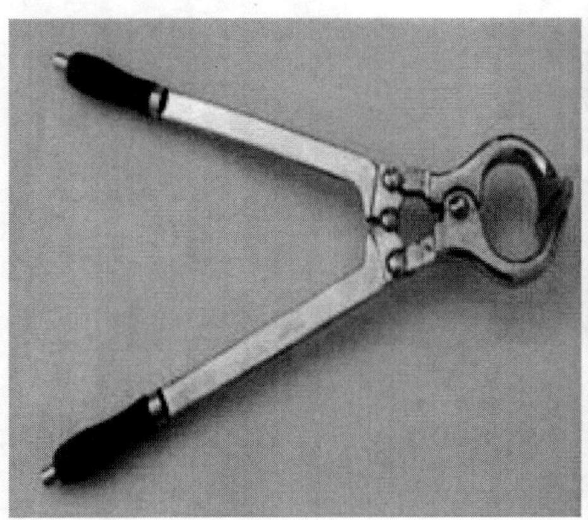

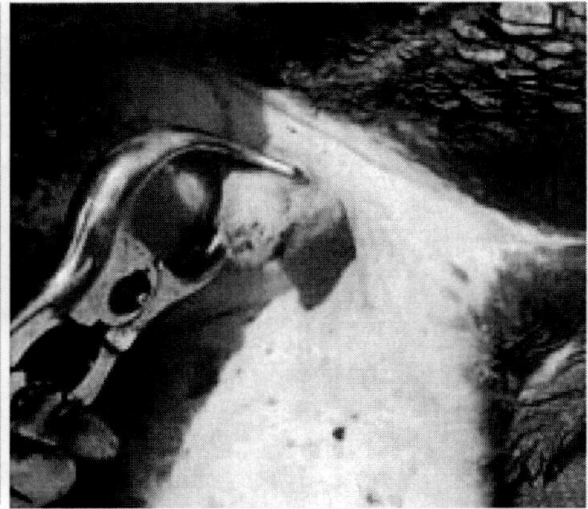

चित्रः बर्डीजो कैसट्रेटर

यह अंड ग्रंथियां धीरे–धीरे निष्क्रिय हो जाती हैं और कुछ समय बाद अंडकोष सूख जाते हैं। वृषण रज्जू को लगभग 10 सेकंड के लिए दबाते हैं। यह विधि बधियाकरण की सर्वोत्तम विधि मानी जाती है।

3. वीनिंग (दूध छुड़वाना)

बछड़े को मां से अलग रख कर पालना वीनिंग कहलाता है। आमतौर पर जन्म के तुरंत बाद बच्चे को मां से अलग कर दिया जाता है। और उसे स्वच्छ वातावरण में अलग कमरे में रखकर उसका पालन–पोषण किया जाता है। उसे उसके शरीर भार के अनुसार नाप कर दूध पिलाया जाता है। दूध पिलाने के लिए निप्पल वाली बोटल या स्टील के बर्तन का प्रयोग किया जाता है। ज्यादातर संकर नस्ल की गायों में वीनिंग की जाती है। भैंस और देशी नस्ल की गायों में वीनिंग करना मुश्किल होता है, क्योंकि ऐसा करने से ये पशु दूध देना बंद कर देते हैं।

वीनिंग करने के फायदे

- बछड़े को उचित मात्रा में दूध पिलाया जा सकता है।
- बछड़े का विकास जल्दी–जल्दी होता है।
- गाय या भैंस शीघ्र पुनः प्रजनन योग्य हो जाती है।
- बछड़े को दूध के स्थान पर अन्य पूरक आहार भी दिया जा सकता है।

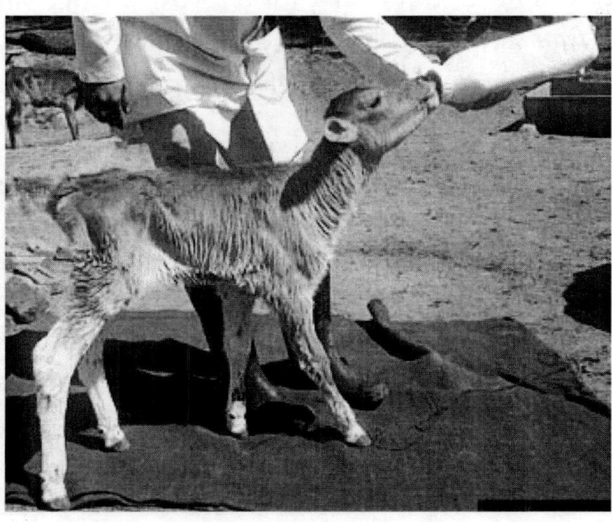

चित्रः वीनिंग के बाद निप्पल वाली बोतल से दूध पिलाना

4. पशुओं को चिन्हित करना

पशुओं को निम्न उद्देश्यों की पूर्ति के लिए चिन्हित किया जाता है:

- पशुओं के पंजीकरण हेतु।
- उनकी वंशावली तैयार करने के लिए।
- पशुओं के विभिन्न समूहों में व्यक्तिगत पहचान के लिए।
- चोरी तथा लापता होने वाले पशुओं की खोज और मालिकाना हक़ के लिए।
- पशुओं की कार्यक्षमता तथा उत्पादन क्षमता का अभिलेख करने के लिए।

पशुओं को चिन्हित करने की विधियाँ

गोदना (टेटू करना): बछड़े के जन्म के एक सप्ताह बाद उसके लिए निश्चित की गयी संख्या या संकेत को गोदने वाली मशीन पर लगाकर बछड़े के कान के अंदर दो बड़ी शिराओं के बीच में गोद दिया जाता है और इस गोदे हुए संकेत में काली स्याही भरके सुखा दिया जाता है। इससे पशु की पहचान हमेशा बनी रहती है। पशु को पहचानने के लिए उसे पकड़कर उसके कान के अन्दर का नंबर पढ़ना पड़ता है।

कान में टेग लगाना: यह एल्यूमीनियम अथवा प्लास्टिक की छोटी–छोटी पट्टियां होती हैं जिन पर कोई संख्या या संकेत अमिट स्याही से लिख दिया जाता है और इसे पशु के कान में पहना दिया जाता है। परन्तु टेग गिर जाने पर पशु को पहचान पाना असंभव होता है। इसलिए पशु के दोनों कानों में टेग लगाना चाहिए। ज्यादातर बीमा कम्पनियां इसी पहचान पद्धति का प्रयोग करती हैं।

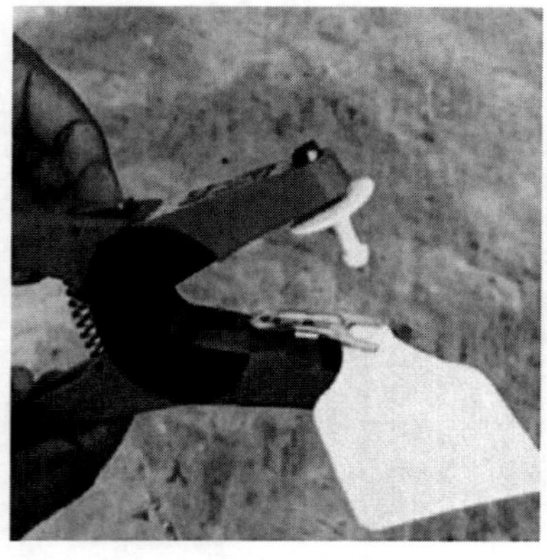

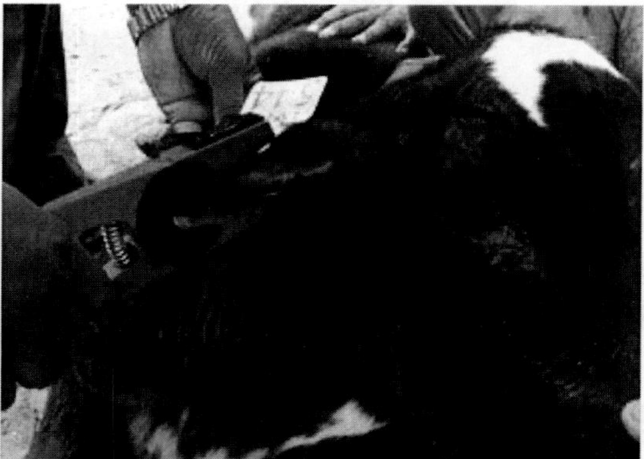

चित्र: कान में प्लास्टिक टेग लगाने की मशीन

रंग लगानाः यह विधि तात्कालिक पहचान के लिए प्रयोग में लायी जा सकती है। एक समूह के पशुओं को दूसरे से अलग करने के लिए उनकी पीठ पर अलग–अलग रंग लगा दिए जाते है।

5. पशुओं को काबू में करना या पटकने की वैज्ञानिक विधियाँ (हैंडलिंग और कास्टिंग)

विभिन्न कार्यों जैसे टीकाकरण, दवाई खिलाना, सामान्य परीक्षण इत्यादि के लिए समय–समय पर पशु को काबू में करना पड़ता है जिससे पशु और पशुपालक दोनों ही सुरक्षित रह सकें और बिना असुविधा के कार्य पूर्ण किया जा सके। बधियाकरण करने या ऑपरेशन इत्यादि करने के लिए पशु को जमीन पर गिराकर बांधना पड़ता है। इसलिए पशुपालक को इन कार्यों का सही तरीका जानना बहुत जरूरी है।

पशुओं को काबू में करने के लिए उपयोग होने वाले यन्त्र/सामान

लगाम या मुहड़ा (हॉल्टर)ः यह पशु को काबू करने का बहुत ही उपयोगी और सामान्य रूप से प्रयोग किये जाने वाला तरीका होता है। यह रस्सी से बनाया जाता है और इसे जानवर के मुंह और सिर पर लगाया जाता है।

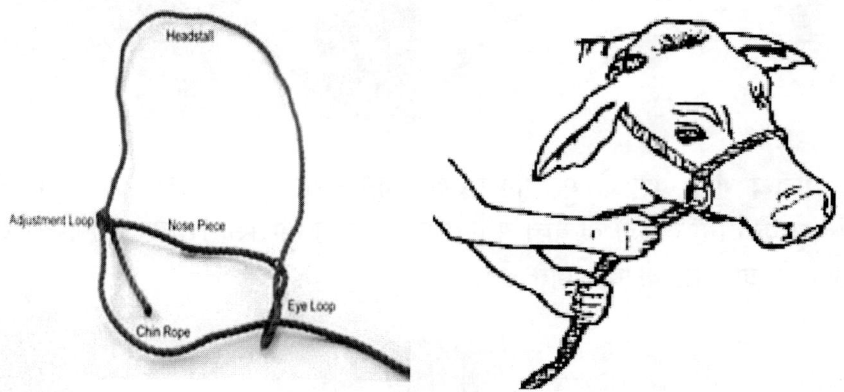

मोहरा या मजल : यह रस्सी, चमड़े, बांस या जाली का बना होता है। इसे पशु का मुंह बंद रखने के लिए उपयोग किया जाता है। यह चाटने, काटने, चूसने आदि को रोकने के लिए प्रयोग होता है।

नाक का छल्लाः यह एल्यूमीनियम, कॉपर या किसी अन्य धातु का बना हुआ छल्ला होता है। सामान्यतः इसे सांड या आक्रामक पशु की नाक में छेद करके पहना दिया जाता है। सांडों में 1 से 1.5 साल की उम्र में इसे पहना देना चाहिए।

बैल होल्डरः यह भी आक्रामक पशुओं को काबू में करने के लिए प्रयोग होता है।

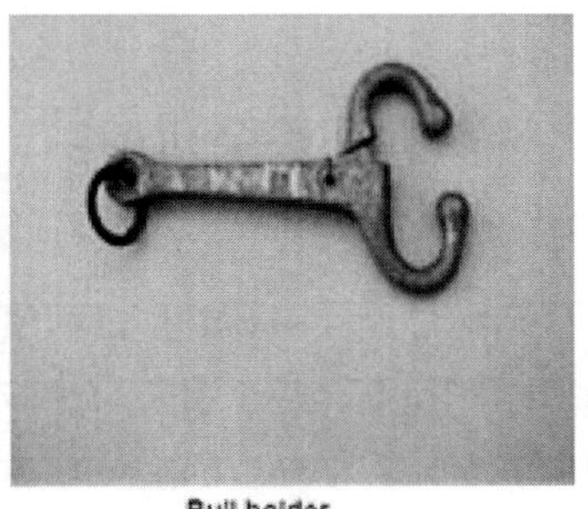

Bull holder

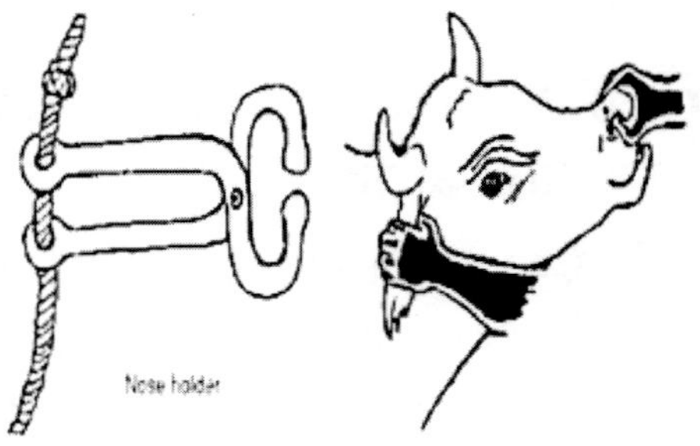

Nose holder

एंटी काऊ किकरः इसमें दो धातु से बनी क्लिप एक चैन से जुड़ी हुई रहती हैं। इसे पशु के पिछले पैरों में लगाया जाता है जिससे पशु पैर ना मार सके।

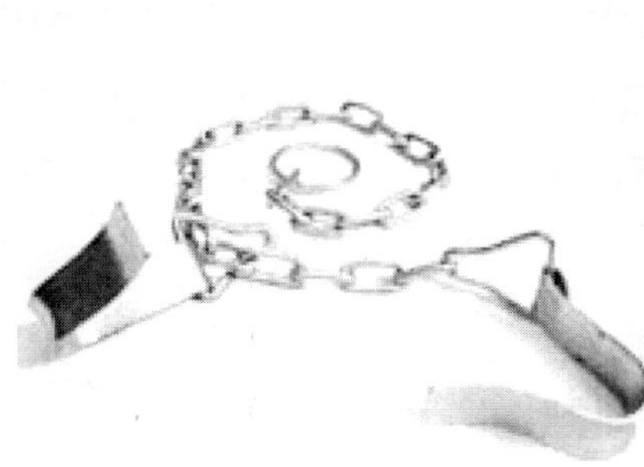

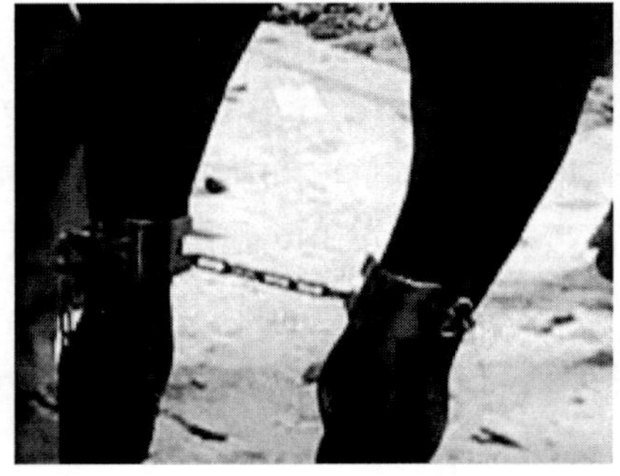

माउथ गैगः पशु के मुंह का परीक्षण करने या मुंह से नली डालने के लिए इन्हें पशु के दोनों जबड़ों के बीच में लगाया जाता है जिससे पशु का मुंह खुला रहे। ये लकड़ी या धातु के बने होते हैं।

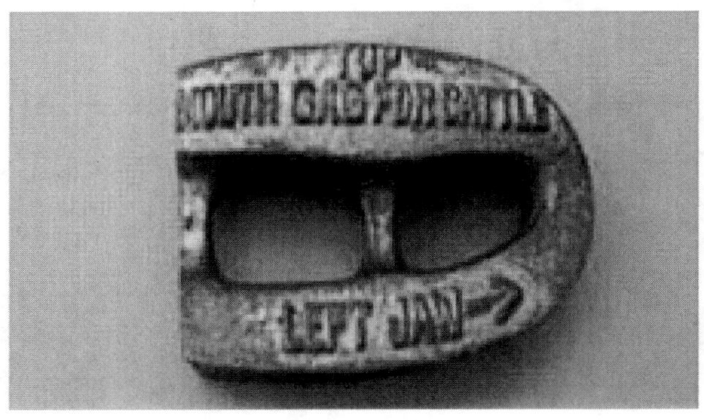

अड़गड़ा या ट्रेविसः यह लकड़ी के खम्बों या लोहे के पाइप से बनाया जाता है जिसमें बांधकर पशु को दवाई देना, गर्भ परीक्षण करना, गर्भाधान करना इत्यादि जैसे कार्य किये जाते हैं। इसमें बंधने से पशु ज्यादा उछल–कूद नहीं कर पाता है।

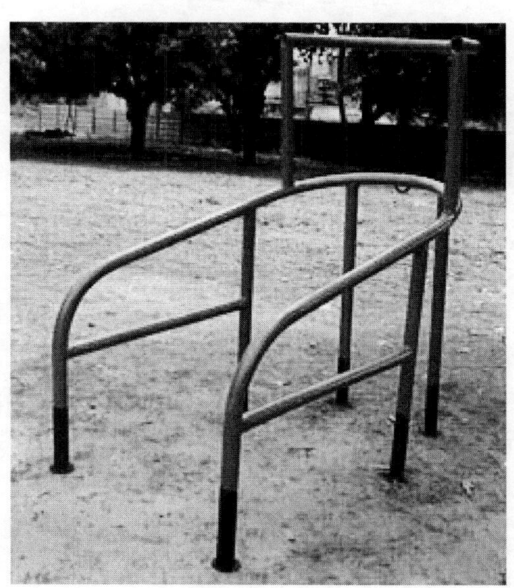

पशु के पास जाना

पशु के पास जाने से पहले उसके व्यवहार/बर्ताव को जरूर देख लें। अजनबी को देख कर पशु अक्सर उत्तेजित हो जाते हैं। कुछ पशु सामान्य रूप से अधिक आक्रामक होते हैं। जैसे सांड, नयी ब्याई हुई गाय या भैंस आदि। हमेशा पशु के पास जाने से पहले पुचकार लगायें ताकि पशु को पता चल जाए कि आप उसके पास आ रहे हैं। बंधे हुए पशु के पास हमेशा पीछे से और बायीं तरफ से ही जाएँ और धीरे से उसके कंधे और गर्दन को छुएं। पशु के पिछले पैरों से दूर रहें। नए पशु के पास उसके मालिक के साथ ही जाएँ।

पूँछ पकड़कर काबू करनाः बंधे हुए या अड़गड़े में बंद पशु की पूँछ की जड़ को दोनों हाथों से पकड़कर उठाने से पशु को कुछ देर तक काबू में किया जा सकता है।

पशु के अगले पैर को उठानाः खुर की जांच या सफाई करने के लिए पशु के अगले पैर को उठाना पड़ता है। इसके लिए दो आदमी लगते हैं। एक आदमी

पैर को खुर के ऊपर रस्सी से बांधकर रस्सी के दूसरे सिरे को पीठ के ऊपर से ले जाकर खींचता है और दूसरा आदमी पैर को पकड़कर पशु को सहारा देता है।

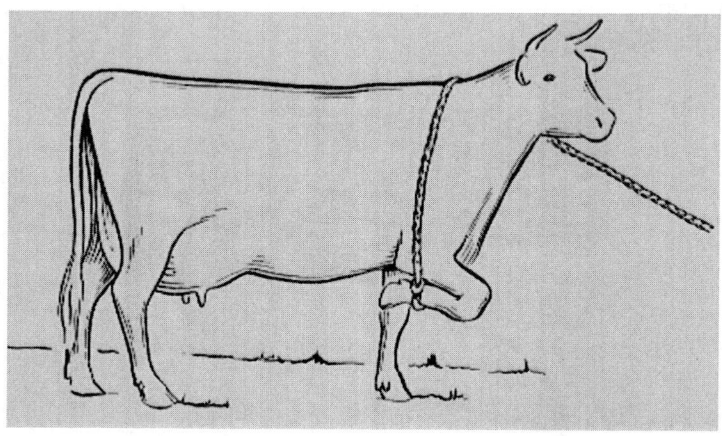

पशु के पिछले पैर को उठानाः इसके लिए पैर को रस्सी से बांधकर रस्सी को पशु के ऊपर किसी बीम या पेड़ की डाल से निकालकर खींचते हैं।

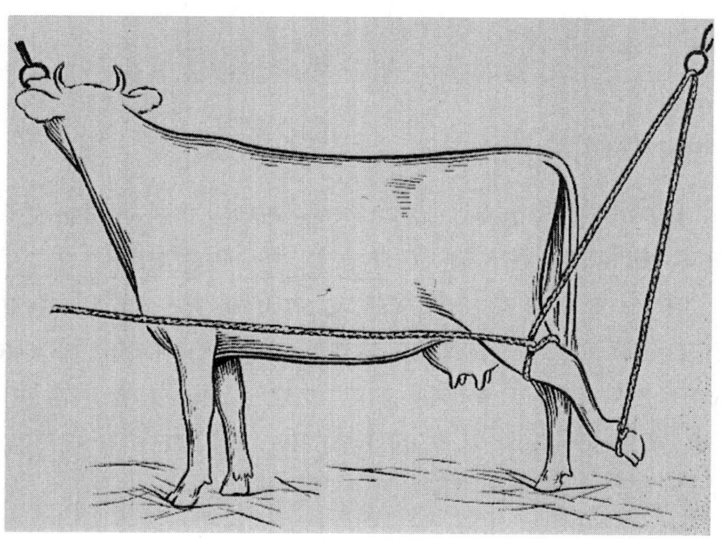

पशु को पटकने की विधिः किसी ऑपरेशन, सींग काटने, खुर खिसने आदि के लिए पशु को जमीन पर पटक कर बांधना पड़ता है। यदि सही विधि से नहीं पटका गया तो पशु को गंभीर चोट लग सकती है। पशु को घास के मैदान या रेतीली जगह में या भूसे के ऊपर ही पटकना चाहिए। पटकने के लिए 3 से 4

आदमी की जरुरत होती है। सामान्यतः पशु को उसके बायीं तरफ ही पटका जाता है। गाभिन पशु को नहीं पटकना चाहिए। चरने या पानी पीने के तुरंत बाद पशु को नहीं पटकना चाहिए। यदि पशु ज्यादा उत्तेजक हो तो उसे पटकने से पहले बेहोशी की दवा लगा देनी चाहिए।

रीयुफ़ विधिः यह पशु को पटकने का सबसे उत्तम और कारगर तरीका है। पहले पशु को मोहरी लगा कर पटकने वाली जगह पर ले जाएँ। फिर पशु को रस्सी से खूंटे में बाँध दें। फिर एक 25–30 फीट लम्बी मजबूत रस्सी लेकर उसके एक सिरे को गर्दन में फंसायें। इसके बाद रस्सी के दूसरे सिरे को पशु की पीठ के ऊपर से अगले पैरों के पीछे से लेते हुए दूसरी तरफ निकालकर एक घेरा बनायें। इसी प्रकार एक और घेरा पशु के पेट के पास बनायें (चित्र में देखें)। फिर रस्सी के खुले सिरे को पीछे से दो आदमी मिलकर खींचें और एक आदमी पशु की गर्दन को दायीं तरफ घुमायें। ऐसा करने से पशु धीरे–धीरे सुकड़कर नीचे बैठने लगेगा। नीचे गिरते ही उसके चारो पैरों को एक साथ बाँध दें।

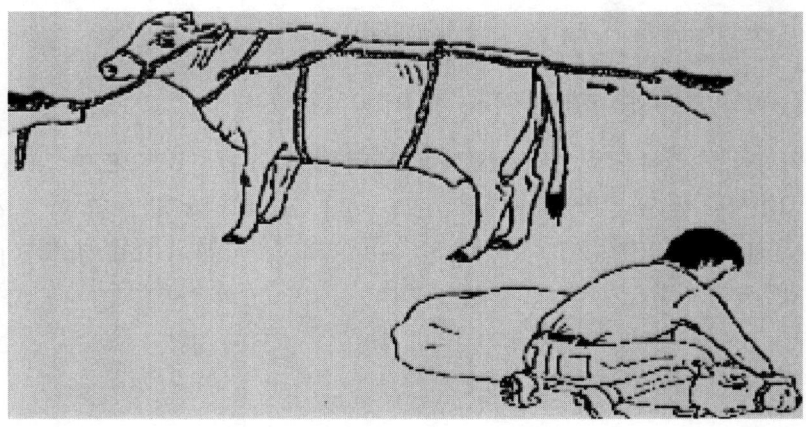

6. अभिलेखन (रिकॉर्ड कीपिंग)

डेयरी फार्म में दिन–प्रतिदिन बहुत सारी गतिविधियां होती रहती हैं। जैसे किसी गाय या भैंस का हीट में आना, गर्भाधान कराया जाना, दूध उत्पादन, बच्चा पैदा होना, पशु का बीमार होना, पशुओं का वजन लेना, चारा या भूसा खरीदना इत्यादि। जैसे–जैसे डेयरी फार्म में पशुओं की संख्या बढ़ती है, वैसे–वैसे ही गतिविधियाँ भी बढ़ती हैं और उन्हें याद रख पाना संभव नहीं होता है। इसलिए इन सभी गतिविधियों का लेखा–जोखा व्यवस्थित रूप में रजिस्टर या कॉपी में लिख कर रखना ही अभिलेखन कहलाता है।

रिकॉर्ड रखने के लाभ

1. अपने फार्म में मौजूद विभिन्न आयु वर्ग और लिंग के पशुओं की सही संख्या किसी भी वक्त देख सकते हैं।
2. किसी भी पशु की जन्मतिथि देखकर उसकी सही उम्र का पता लगा सकते हैं। साथ ही उसके माता–पिता कौन हैं, यह भी देख सकते हैं।
3. प्रतिदिन कुल कितना दूध उत्पादन हुआ और किस पशु से कितना दूध मिला, यह भी आसानी से देख सकते हैं। और यदि दूध उत्पादन में कोई कमी आती है तो समस्या का पता लगाकर उस पशु को तुरंत उपचार दिया जा सकता है।
4. पशु कितने ब्यांत का हुआ है, पिछली बार कितना दूध दिया था, पिछली बार कब ब्याया था, उसका गर्भाधान कब हुआ इत्यादि सभी जानकारी तुरंत उपलब्ध होती है।
5. इसके अलावा मुनाफा, लागत इत्यादि का भी सही अंदाज मिल जाता है जिससे भविष्य में निर्णय लेने में आसानी होती है।

डेयरी फार्म में रखे जाने वाले सामान्य रिकॉर्ड

1. **पशुधन रजिस्टर (लाइवस्टॉक रजिस्टर):** इस रजिस्टर में समूह में उपस्थित सभी पशुओं का विवरण जैसे उनकी पहचान संख्या, लिंग, जन्मतिथि, माता–पिता, और विक्रय आदि की जानकारी लिखी जाती है। हर वर्ष नया रजिस्टर बनाया जाता है। पिछले वर्ष जो पशु बेच दिए गए या मृत हो गए उन्हें नए वर्ष में हटा दिया जाता है। निम्न प्रारूप देखें–

पशुधन रजिस्टर का प्रारूप

वर्ष: 2019

क्र.सं.	पहचान संख्या	लिंग	जन्मतिथि	सांड का नंबर	माता का नंबर	विक्रय/मृत्यु	अन्य जानकारी
1							
2							
3							
4							
5							

2. **दूध उत्पादन रजिस्टरः** इस रजिस्टर में सभी दुधारू पशुओं का दैनिक (सुबह और शाम) दूध उत्पादन लिखा जाता है। यह बहुत ही महत्वपूर्ण होता है। जैसे ही कोई पशु दूध देना चालु करता है, उसे इस रजिस्टर में दर्ज कर दिया जाता है। और उसके पूरे दुग्धकाल तक हर दिन का उत्पादन इसमें लिखते हैं।

दैनिक दुग्ध उत्पादन रजिस्टर का प्रारूप

माहः जनवरी वर्षः 2019

क्र.सं.	पहचान सं.	ब्याने की तारीख	1 जनवरी		2		3		4		....		30		31	
			सुबह	शाम	सु.	शा.	सु.	शा.	सु.	शा.	सु.	शा.	सु.	शा.	सु.	शा.
1																
2																
3																
4																
5																

3. **ब्यांत रजिस्टरः** इस में पशु के ब्याने की तारीख, बच्चे का लिंग, उसकी पहचान संख्या आदि का विवरण दर्ज करते हैं।

ब्यांत रजिस्टर का प्रारूप

वर्षः 2019

क्र.सं.	गाय/भैंस का नंबर	ब्याने की तारीख	सांड का नंबर	बच्चे का लिंग	जन्म के समय वजन	अन्य जानकारी
1						
2						
3						
4						
5						

4. **दैनिक समूह संख्या रजिस्टरः** इसमें प्रतिदिन समूह में उपस्थित विभिन्न आयुवर्ग के पशुओं की संख्या का विवरण जैसे दुधारू गाय, सूखी गाय, सांड, कलोर या ओसर, बछड़े, प्रतिदिन लिखा जाता है। यदि कोई पशु मृत हुआ तो उसे घटा देते हैं और यदि कोई बच्चा पैदा हुआ या नया पशु खरीदा गया तो उसे जोड़ देते हैं।

दैनिक समूह संख्या रजिस्टर का प्रारूप

दिनांक	गाय/भैंस		सांड	बछड़े		कलोर/ ओसर	बैल	नए जुड़े		मृत हुए	कुल संख्या	अन्य जानकारी
	दुधारू	सूखी		नर	मादा			प.सं.	पैदा हुए / खरीदे			

5. **प्रजनन रजिस्टरः** इस रजिस्टर में गर्भाधान के रिकॉर्ड को लिखा जाता है। पशु संख्या, गर्भाधान की तारीख, सांड का नंबर और ब्याने की संभावित तिथि इसमें दर्ज की जाती है।

प्रजनन रजिस्टर का प्रारूप

क्र. सं.	पहचान सं.	गर्भाधान की तारीख						गर्भ परीक्षण का परिणाम	ब्याने की संभावित तिथि
		प्रथम	सांड का नं	द्वितीय	सांड का नं	तृतीय	सांड का नं		

6. **वजन का रजिस्टरः** इस रजिस्टर में प्रत्येक पशु का विभिन्न अंतराल में लिया गया वजन लिखा जाता है। जैसे जन्म के समय, 1 माह में, 3 माह में, 6 माह में, 1 वर्ष में आदि।

वजन रजिस्टर का प्रारूप

क्र. सं.	पहचान सं.	जन्म के समय	1 माह में	3 माह में	6 माह में	1 वर्ष में	1.5 वर्ष में	2 वर्ष में
1								
2								
3								
4								
5								

7. **दैनिक पशु आहार रजिस्टरः** इस रजिस्टर में प्रतिदिन दिए गए दाना, चारा और भूसा का हिसाब लिखा जाता है।

दैनिक पशु आहार रजिस्टर का प्रारूप

माहः जनवरी वर्षः 2019

दिनांक	पशुओं की कुल संख्या	दाना मिश्रण			हरा चारा			सूखा चारा		
		प्राप्त/खरीदा	खिलाया	बचा	प्राप्त/खरीदा	खिलाया	बचा	प्राप्त/खरीदा	खिलाया	बचा

8. **पशु स्वास्थ्य रजिस्टरः** इसमें टीकाकरण, कृमिनाशक दवा देना, किल्ली मार दवा का छिड़काव, बीमार पशु के इलाज का ब्यौरा आदि दर्ज किया जाता है।

दिनांक	पहचान सं.	बीमारी/समस्या	पिछले टीकाकरण की तारीख	कृमिनाशक दवा की दिनांक	उपचार /दवा का नाम और मात्रा	उपचार का परिणाम
1						
2						
3						
4						
5						

9. **दूध वितरण और विक्रय रजिस्टरः** इसमें प्रतिदिन बेचे गए दूध और उससे प्राप्त राशि का विवरण लिखा जाता है।

10. **मजदूर वितरण रजिस्टरः** इस रजिस्टर में फार्म में दैनिक मजदूरों की संख्या दर्ज की जाती है।

❑❑❑

अध्याय 9

पशुओं की प्रमुख बीमारियों के लक्षण, उपचार एवं टीकाकरण

बीमार जानवर की पहचान करना

1. बीमार पशु सुस्त दिखाई देने लगता है।
2. खाना–पीना और जुगाली करना कम कर देता है या फिर बंद कर देता है।
3. सांसों की गति तेज हो जाती है। कुछ बीमारियों में मुंह से लार आती है।
4. पशुओं का सामान्य तापमान 100 से 102.5^{o}F होता है परन्तु बुखार में शरीर इससे अधिक गरम हो जाता है।
5. झुंड से अलग–अलग या पीछे–पीछे चलता है।
6. उसकी गतिविधि में कमी आ जाती है। जल्दी थक जाता है और अधिकतर बैठा रहता है।
7. बालों की चमक खो जाती है और बाल खड़े–खड़े दिखाई देते हैं।
8. आँखो की हलचल कम हो जाती है तथा चमक भी कम हो जाती है।
9. गोबर पतला या कभी–कभी ठोस करता है और पेशाब में बदबू आने लगती है।

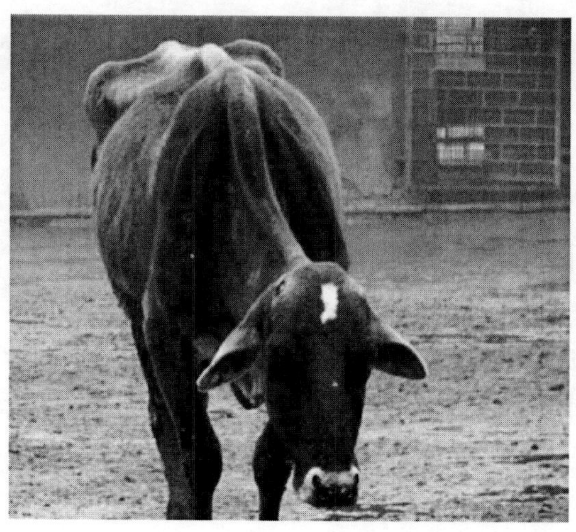

लक्षण	संभावित कारण
दूध के रंग में परिवर्तन	थनैला रोग, या स्तन में चोट
बार–बार गर्भाधान कराने पर भी गर्भधारण नहीं करना	रिपीट ब्रीडिंग
अति उत्तेजना	दिनचर्या या व्यक्ति में बदलाव
मक्खियों से परेशानी	
मानसिक बीमारी	
पिछले पैरों से पेट में लात मारना	पेट में दर्द होना
ब्याने के बाद खड़ा नहीं हो पाना	दुग्ध ज्वर
पूँछ उठाकर रखना	गर्भाशय सम्बंधित बीमारी, मद का समय

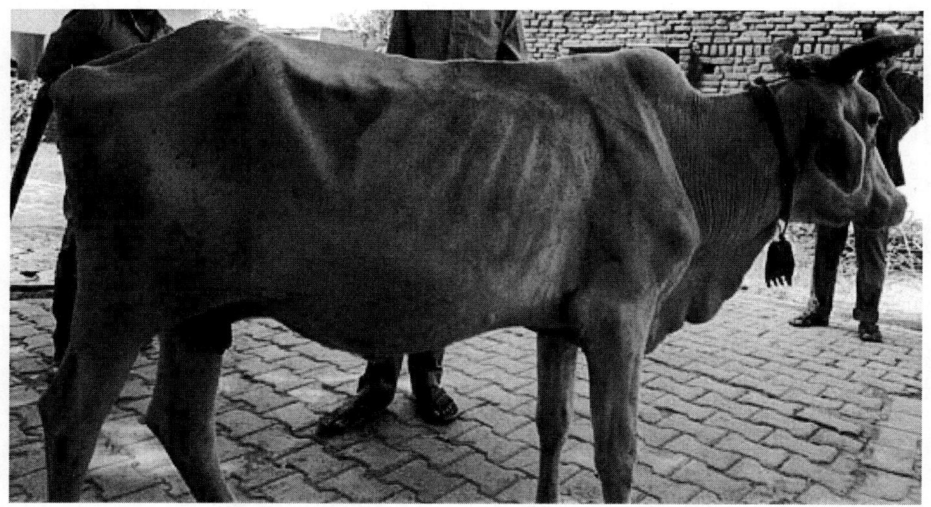

चित्रः बीमार और कमजोर पशु

पशुओ में शरीर का तापमान नापने की विधि

विभिन्न पशुओं के शरीर का सामान्य तापमान 100–103 डिग्री फारेनहाईट के बीच रहता है। इससे अधिक तापमान को पशुओं में ज्वर (बुखार) कहा जाता है। विभिन्न जीवाणु या विषाणुजन्य रोग तथा बीमारियों में शरीर के तापमान में वृद्धि हो जाती है। शरीर का तापमान पता चलने से पशु का तुरंत उपचार संभव होता है तथा होने वाला नुकसान कम हो जाता है।

पशु के शरीर का तापमान कैसे लें ?

- सर्वप्रथम पशु को किसी स्थान पर बांध लें।
- उसकी पूँछ को एक हाथ से पकड़ कर उठा लें या एक तरफ कर दें।
- थर्मामीटर का उपयोग करने से पहले उसे ठीक से साफ करें एवं हाथ से हल्के से झटकें ताकि पारा नीचे आये।
- थर्मामीटर के अगले सिरे को पशु के गुदाद्वार में धीरे से घुसा दें एवं उसे थोड़ा सा तिरछा कर दें ताकि थर्मामीटर का अगला सिरा मलाशय की अंदरूनी सतह (म्युकोसा) के संपर्क में आ जाये।

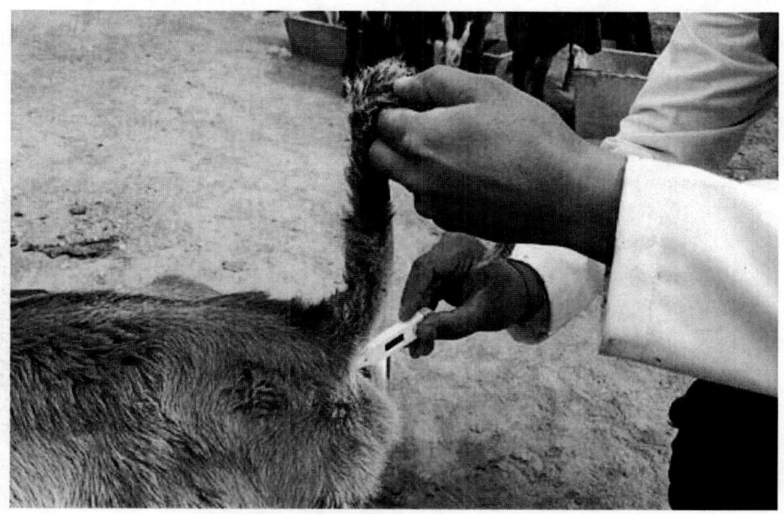

- थर्मामीटर को लगभग 1–2 मिनट तक ऐसे ही रखें।
- यदि डिजिटल थर्मामीटर का प्रयोग कर रहे हैं तो अन्दर डालने के बाद उसका बटन चालू करें एवं बीप की आवाज़ आने तक रखें।
- अब थर्मामीटर को बाहर निकाल कर उसकी रीडिंग को पढ़ें (निम्न चित्र को देखें)। डिजिटल थर्मामीटर में स्वतः ही तापमान प्रदर्शित हो जाता है।

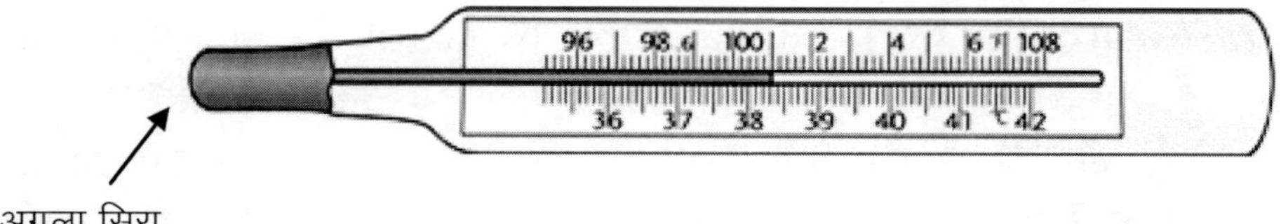

चित्रः उपयोग के पश्चात थर्मामीटर में पारे का स्तर

- किसी प्रकार की शंका में शरीर का तापमान 10–15 मिनट बाद दुबारा भी ले सकते हैं।
- उपयोग के पश्चात थर्मामीटर के अगले सिरे को रुई या अन्य कपड़े से साफ करें।

A) गाय–भैंसों में होने वाली सामान्य बीमारियाँ

1. **खुरपका–मुंहपका रोग (एफ.एम.डी.):** इसमें पशु खाना कम कर देता है, मुंह से झाग और लार आती है, दांत पीसता है, लंगड़ा कर चलता है, मुंह और खुरों के बीच में छाले पड़ जाते हैं एवं पशु को तेज बुखार आता है। हालाँकि प्रायः इसमें पशु की मृत्यु नहीं होती है लेकिन बीमारी के बाद पशु किसी काम का नहीं रह जाता। इसके बचाव के लिए प्रतिवर्ष दो बार एफ.एम.डी. का टीका पशु को लगवाना चाहिए।

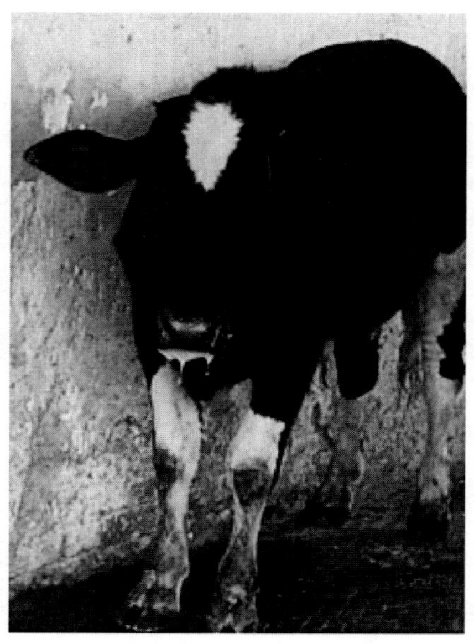

चित्रः खुरपका–मुंहपका बीमारी से ग्रस्त पशु (मुंह से झाग और लार आना)

2. **गलघोंटू (एच.एस.):** इस जानलेवा बीमारी में गला और जीभ फूल जाते हैं, मुंह से लार टपकता रहता है, सांस लेने में तकलीफ होती है और खर–खर की आवाज आती है एवं तेज बुखार रहता है। कभी–कभी 24 से 48 घंटों में ही पशु की मौत हो जाती है। इसके बचाव के लिए प्रतिवर्ष बरसात के पहले एच. एस. का टीका पशु को लगवाना चाहिए।

3. **लंगड़ीया जहरबाद (बी.क्यु.)**: इस जानलेवा रोग से ग्रसित पशु में तेज बुखार, लंगड़ापन, जांघों और कंधों में सूजन, पैरों की मांसपेशियों का काला पड़ना और दबाने पर कड़–कड़ की आवाज आना जैसे लक्षण दिखाई देते हैं। इसके बचाव के लिए प्रतिवर्ष बरसात के पहले बी.क्यू. का टीका पशु को लगवाना चाहिए।

4. **ब्रुसेलोसिस**: यूँ तो पशु सामान्य दिखता है पर मादा पशुओं में गर्भ के आखिरी 7 से 9 माह में गर्भपात हो जाता है। एक बार संक्रमण होने के बाद इसका इलाज संभव नहीं होता। परन्तु मादा पशुओं को सिर्फ एक बार टीकाकरण करके इस रोग से बचाया जा सकता है।

5. **थनैला रोग (मेस्टाईटिस)**: इस बीमारी में अयन और थनों में लाल होकर सूजन एवं बाद में कड़ापन आ जाता है, दूध उत्पादन अचानक कम हो जाता है, दूध पतला हो जाता है और इसका रंग पीला या गहरा हो जाता है एवं दूध में चिथड़े या छीछड़े आते हैं। गंभीर रोग होने पर दूध में खून या मवाद भी आने लगता है। थनैला रोग के पहचान की जांच स्ट्रिप कप टेस्ट और कैलिफोर्निया मेसटाइटीस टेस्ट के जरिए की जाती है। परन्तु ग्रामीण परिवेश में थनैला रोग की पहचान के लिए एक गिलास या कप पर काले रंग का कपड़ा बांधकर उस पर हर थन से दूध निकालकर देखें। अगर कपड़े पर दूध में चिथड़े या छीछड़े नजर आयें तो समझ लीजिए कि अयन और थनों में संक्रमण है। लक्षण दिखने पर तुरंत ही पशु–चिकित्सक से उपचार करवाना चाहिए, नहीं तो थन हमेशा के लिए ख़राब भी हो सकता है।

थनैला के उपचार के लिए बाजार में प्रतिजैविक दवा के ट्यूब उपलब्ध हैं, जिन्हें सीधे थनों में लगाया जा सकता हैं। जैसे कि Pendistrine&SH®, Mammitel®, Mastiwok® इत्यादि, परन्तु पशुचिकित्सक की सलाह से ही दवा का चयन करना चाहिए। रोग की गंभीरता को देखते हुए इसके अतिरिक्त दर्दनिवारक दवा और प्रतिजैविक दवा का इंजेक्शन मांसपेशियों में भी दिया जा सकता है। रोग की अवस्था के अनुसार उपचार 3 से 5 दिन तक किया जाता है। संक्रमित पशु का दूध उपयोग में नहीं लेना चाहिए। यह भी ध्यान रखें कि संक्रमित पशु का दूध स्वस्थ पशुओं का दूध निकालने के बाद सबसे आखिर में निकालना चाहिए। बीमार पशुओं का दूध निकाल कर फेंक देना चाहिए। सूजन कम करने के लिए बर्फ से सिंकाई करनी चाहिए।

बीमारी से बचाव के लिए स्वच्छ दूध उत्पादन उपायों का पालन करना चाहिए।

6. **दुग्ध–ज्वर (मिल्क फीवर):** अधिक दूध देने वाले पशुओं में ब्याने के 48 घंटे बाद यह रोग हो सकता है। इसमें ब्याने के बाद गाय उठती नहीं है, पैर पटकती है और बाद में सुस्त हो जाती है। पशु अपना सिर एक तरफ मोड़ लेता है। शरीर का तापमान सामान्य से कम हो जाता है। पशु–चिकित्सक की देखरेख में कैल्सियम बोरोग्लुकोनेट दवा देने से पशु ठीक हो सकता है।

7. **अफरा (ब्लॉट):** बरसीम या दलहनी फसल या बासी अनाज अधिक खाने से यह बीमारी हो जाती है। इसमें पशु का पेट फूल जाता है, पशु बार–बार उठता–बैठता है, पैर पटकता है एवं जुगाली बंद कर देता है। तुरंत उपचार के लिए 100 से 250 मि.ली. खाने का तेल (मूंगफली, सोयाबीन) और पैराफीन पिलायें। पशु के मुंह में लकड़ी बाँध दें जिसको चबाने से लार बनता है। पशु चिकित्सक से तुरंत सलाह ले कर उपचार कराएँ।

8. **बछड़ों में दस्त:** बछड़ों को ज्यादा दूध पिलाने, जीवाणु या विषाणु संक्रमण, पेट में कीड़े होने इत्यादि कई कारणों से दस्त हो सकता हैं, मुख्यतः वर्षा ऋतु में यह एक प्रमुख समस्या है। कोलिबैसिलोसिस, बछड़ों में दस्त एवं आंतों की सूजन का एक प्रमुख कारक है, जिसमें बहुत से बछड़ों की मृत्यु भी हो जाती है। दो–तीन दिन तक दस्त होने से बच्चे के शरीर में पानी की कमी होने पर उसकी मृत्यु भी हो सकती है। इसलिए सबसे पहले ओ.आर. एस. का घोल अथवा घर में बना घोल बछड़े को पिलाना चाहिए। घर में घोल बनाने के लिए दो चम्मच खाने का सोडा, एक चम्मच नमक और दो चम्मच ग्लूकोज पाउडर को 250 मि.ली. पानी में घोलकर तीन–चार बार पिलाना चाहिए। दस्त लगने पर दूध की मात्र कम कर देनी चाहिए। प्रतिजैविक दवा का इंजेक्शन और जरुरत पड़ने पर सेलाइन की बोटल भी लगवानी चाहिए। कई बच्चों में कोक्सीडियोसिस से खूनी दस्त अथवा पेचिस लग जाते हैं जिसके लिए कोक्सीडियोस्टेट दवा का प्रयोग किया जाता है।

B) दुधारू पशुओं में टीकाकरण

बीमारी का नाम	पहले टीकाकरण की उम्र	वार्षिक टीकाकरण	टीके का प्रकार	खुराक और लगाने का मार्ग
खुरपका–मुंहपका (एफ.एम.डी.)	4 माह या अधिक	फरवरी और जुलाई में (वर्ष में दो बार)	पोलीवेलेंट एफ.एम.डी. टीका	2 मि.ली., चमड़ी के नीचे (सब–कट)
गलघोंटू (एच.एस.)	6 माह या अधिक	मई–जून (वर्ष में एक बार)	एच.एस. टीका	2 मि.ली., चमड़ी के नीचे (सब–कट)
लंगड़ी / जहरबाद (बी.क्यू.)	6 माह या अधिक	मई–जून (वर्ष में एक बार)	बी क्यू. टीका	2 मि.ली., चमड़ी के नीचे (सब–कट)
एंथ्रेक्स	4 माह या अधिक	मई–जून (वर्ष में एक बार)	एंथ्रेक्स बीजाणु टीका	1 मि.ली., चमड़ी के नीचे (सब–कट) या मांसपेशियों में
ब्रुसेलोसिस	4 से 8 माह केवल मादा पशु में	जीवन में सिर्फ एक ही बार	जीवित B.abortus स्ट्रेन 19 टीका	2 मि.ली., चमड़ी के नीचे (सब–कट)
थाईलेरिओसीस	3 माह या अधिक केवल संकर गाय और भैंसों में	जीवन में सिर्फ एक ही बार	टिश्यू कल्चर टीका T.anuulata के तनुकृत साईजोंट	3 मि.ली., चमड़ी के नीचे (सब–कट)

C) पशुओं में होने वाली अन्य बीमारियाँ

1. **जेर का अटकनाः** गाय या भैंस में ब्याने के बाद बच्चेदानी से निकलने वाली झिल्लियों को जेर या अपरा कहा जाता है। ये झिल्लियाँ गर्भावस्था के दौरान बच्चे को घेरे रहती हैं और उसे पोषक तत्व प्रदान करने में मदद करती हैं। ब्याने के समय ये झिल्लियाँ फट जाती हैं और ब्याने के बाद सामान्य पशु में गर्भाशय से अलग होकर प्रसव के 3 से 8 घंटे के अन्दर स्वतः ही गिर जाती हैं। परन्तु कभी–कभी कुछ पशुओं में ऐसा नहीं होता है। यदि जेर प्रसव के 12 घंटों के बाद भी नहीं गिरती है और लटकती रहती है तो इस स्थिति को जेर अटकना कहते हैं। यह एक आम समस्या है जो भारत में प्रायः पायी जाती है। जेर अटकने की समस्या कई कारणों से हो सकती है। संक्रामक रोग जैसे ब्रूसीलोसिस आदि, कठिन प्रसव, हार्मोन की कमी, विटामिन की कमी, खनिज तत्वों की कमी आदि कई कारणों से यह स्थिति उत्पन्न हो सकती है। यदि जेर ना निकले तो गर्भाशय में संक्रमण होने का खतरा बढ़ जाता है।

इस समस्या के निम्नलिखित उपचार किये जा सकते हैं –

जेर को हाथ डालकर निकालनाः इसके लिए पशु चिकित्सक या किसी अनुभवी गौसेवक की मदद ली जा सकती है। प्रसव के 24 घंटे बाद ही यह उपाय अपनाएँ। यदि जेर आसानी से ना निकले तो अधिक जोर ना लगायें। यदि पशु को बुखार हो और पेट में सूजन हो तो जेर को हाथ से ना निकालें। जेर निकलने के बाद पशु को 3 से 5 दिन तक प्रतिजैविक दवा अवश्य दें।

दवाइयों द्वारा जेर निकालनाः गर्भाशय संकुचन के लिए ऑक्सीटोसिन या एस्ट्रोजन हॉर्मोन का इंजेक्शन पशु चिकित्सक से लगवाने से भी जेर निकाली जा सकती है।

घरेलू उपचारः बरगद की जड़ का पानी में काढ़ा बनाकर 300–400 मि.ली. दिन में तीन–चार बार दें। बांस की पत्तियां, पोई और धान की भूसी सामान मात्रा में मिलाकर पशु को ब्याने के बाद दें। परन्तु घरेलू उपचार तभी करें जब पशु चिकित्सक द्वारा इलाज उपलब्ध ना हो पाए।

क्या ना करेंः कुछ–कुछ पशुपालक जेर पर पत्थर आदि वजन बाँध देते हैं या उसे काट देते हैं। ऐसा ना करें, क्योंकि ऐसा करने से जेर का कुछ भाग गर्भाशय में ही रह जाता है जो लम्बे समय तक गर्भाशय को नुकसान पहुंचाता है।

2. **रिपीट ब्रीडिंग (गर्भ न ठहरना):** जब पशु को तीन या अधिक बार गाभिन करने का प्रयास किया जा चुका हो और पशु में गर्भ नहीं ठहर रहा हो तो उसे रिपीट ब्रीडिंग कहा जाता हैं। ऐसे पशुओं को समुचित इलाज और जांच की आवश्यकता होती है। रिपीट ब्रीडर पशुओं में कोई विशेष लक्षण नहीं दिखाई देता है। ऐसे पशु हर 20–22 दिन के अंतर से गर्मी में आते हैं। इन पशुओं में बार–बार गर्भाधान कराने पर भी गर्भ नहीं ठहरता है।

रिपीट ब्रीडिंग समस्या का कोई एक कारण नहीं होता है। अतः प्रत्येक रिपीट ब्रीडर पशु की पहचान कर उसका पशु चिकित्सक से परीक्षण करवाएं ताकि कारण का पता लगाया जा सके। रिपीट ब्रीडिंग के कुछ मुख्य कारण निम्न हैं –

- गर्भाशय का संक्रमित होना।
- सही अवस्था में गर्भाधान ना किया जाना।
- कृत्रिम गर्भाधान में ख़राब सीमेन या गलत तकनीक का उपयोग।
- अन्तः स्त्रावी हॉर्मोन में विकार जैसे अंडझरण ना होना, अंडाशय में रसौली होना आदि।
- कुपोषण या खनिज तत्वों की कमी।

समाधानः रिपीट ब्रीडिंग समस्या के समाधान के लिए पशु चिकित्सक से इसके सही कारण का पता लगा कर इलाज करवाना चाहिए। पशु चिकित्सक गुदा–परीक्षण द्वारा आंतरिक जांच से विकार का पता लगा सकते हैं। यदि कोई संक्रमण है तो उसका उचित इलाज भी करवाना चाहिए। हमेशा गर्मी में आने के 12 घंटे बाद गर्भाधान करवाना चाहिए। इसके लिए अनुभवी पशु चिकित्सक या गौसेवक की मदद लेनी चाहिए।

3. **गर्भाशय का बाहर आनाः** इस बीमारी को आम भाषा में कई अलग–अलग नामों से जाना जाता है जैसे फूल दिखाना, बेली निकलना आदि। इस समस्या में पशु के योनी द्वार से उसका गर्भाशय निकला हुआ दिखाई देता है। शुरुआती अवस्था में सिर्फ बैठने पर ही गर्भाशय गेंद की तरह बाहर आता दिखाई देता है और खड़े होने पर फिर से अन्दर चला जाता है। परन्तु अधिक गंभीर अवस्था में पूरा गर्भाशय बाहर आकर लटकते रहता है। यह समस्या गर्भ काल या ब्याने के बाद भी हो सकती है। इस रोग के कई कारण हो सकते हैं। जैसे –

- पशु के शरीर में कैल्शियम और फॉस्फोरस तत्व की कमी होना।
- कठिन प्रसव के दौरान बच्चे को बाहर खींचने के बाद।

- पशु का वृद्ध एवं कमजोर होना।
- जेर का ना गिरना एवं गर्भाशय में संक्रमण होना।

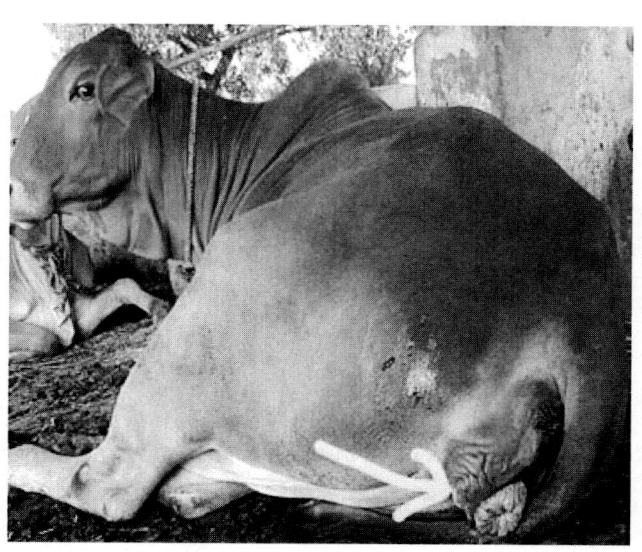

समाधानः यदि पशु का ठीक प्रकार से इलाज न करवाया जाए तो पशु स्थायी बांझपन का शिकार हो सकता है। पशु को अलग से साफ़–सुथरी जगह में बांधें जहाँ अन्य पशु उसे नुकसान ना पहुंचा सकें। आगे की तरफ ढालू जगह में बांधें ताकि पीछे की ओर कम दबाव रहे। पशु के आहार में खनिज मिश्रण की मात्रा (50–100 ग्राम) मिलाकर खिलाएं। योनी द्वार और बाहर निकले अंग को लाल दवाई मिले ठंडे पानी से धुलें। यदि अधिक गर्भाशय बाहर निकला है तो पशु चिकित्सक की मदद लें और उसे अन्दर करवाकर पशु की योनी में टाँके लगवाएं या रस्सी की विशेष गांठ लगाकर बंधवायें। साथ ही कुछ इंजेक्शन जैसे फॉस्फोरस, कैल्शियम आदि दवा भी लगवा दें। इस बीमारी से बचाव के लिए पशु को उचित मात्रा में कैल्शियम और खनिज मिश्रण अवश्य देते रहना चाहिए।

पशुओं की प्राथमिक चिकित्सा (फर्स्ट ऐड)

1. **खरोंच एवं घाव लगने पर :** डेयरी फार्म में अक्सर पशुओं में दूसरे पशु के सींग मारने, टक्कर लगने, फिसलने आदि से चोट या खरोचें लगती रहती हैं। यदि इनका उपचार नहीं करें तो घाव में कीड़े आदि पड़ सकते हैं। घावों के उपचार के लिए रूई को लाल दवाई (पोटैशियम परमैंगनेट 0.1 प्रतिशत) में भिगो कर पहले सफाई करें। सफाई के बाद घाव में प्रतिजैविक मलहम

लगायें। इसके बाद टिंक्चर बेंजॉइन या टिंक्चर आयोडीन में रूई और पट्टी भिगोकर घाव पर बाँध दें। यदि घाव बहुत गहरा है तब उसमें पशु चिकित्सक द्वारा टांकें लगवाएं।

2. **पेट फूलना:** पशु के पेट में अत्यधिक गैस भरने से उसका पेट फूल जाता है एवं तुरंत उपचार ना मिलने पर पशु की मृत्यु भी हो सकती है। इसके लिए सबसे पहले उसे खाने के तेल या अलसी के आधा लीटर तेल में 50 मि.ली. तारपीन तेल और थोड़ा हींग मिलाकर पिला दें। यदि Bloatosil या Tyrel या Affanil या D-bloat में से कोई दवा उपलब्ध है तो 100 मि.ली. दिन में तीन–चार बार पिला दें। आराम ना मिलने पर तुरंत पशु चिकित्सक से संपर्क करें।
3. **सांप काटने पर:** सांप काटने के स्थान पर उसके दो दांतों के निशान बन जाते हैं और उस जगह से खून आता है तथा सूजन भी हो जाती है। पैर में काटे हुए स्थान से थोड़ा ऊपर रस्सी या कपड़े की पट्टी से कस के बांध दें और इसे पैर के ऊपर तक लपेट दें। घाव की बर्फ या गर्म पानी से सिंकाई आदि ना करें और उसे चूसें ना। पशु चिकित्सक की राय लें और एंटी वेनम का इंजेक्शन लगवाएं।
4. **कुत्ता काटने पर:** कभी–कभी डेयरी फार्म में रात के समय आवारा कुत्ते घुस जाते हैं जो पशु को काट सकते हैं। कुत्ते के काटने पर काटे हुए भाग को बहते पानी और साबुन/डिटर्जेंट पाउडर/चूना/लाल दवा आदि से धोएं। इसके बाद टिंक्चर बेंजॉइन या टिंक्चर आयोडीन में रूई और पट्टी भिगोकर घाव पर बाँध दें। पशु चिकित्सक से एंटी रेबीज टीका (0,3,7,14,28 और 90 दिन में) और टिटेनस का इंजेक्शन लगवाएं। यदि टीका नहीं लगाया जाता है तो पशु को रेबीज होने की सम्भावना होती है जिससे पशु की मृत्यु हो सकती है।
5. **खुरों में जख्म होने पर:** खुरों में कभी–कभी कंकड़ या कांटे आदि के फस जाने से घाव बन जाता है और पशु लंगड़ा कर चलने लगता है। कुछ संक्रामक रोगों में भी खुर में घाव हो जाता है। उपचार के लिए खुरों को साफ़ पानी से पहले धो लें और उसमे फंसे कंकड़, कांटे इत्यादि को निकाल दें। इसके बाद उसे लाल दवा के घोल वाले पानी से धुलें और घाव में प्रतिजैविक मलहम लगा दें। यदि घाव अधिक है तो टिंक्चर बेंजॉइन या टिंक्चर आयोडीन में रूई और पट्टी भिगोकर घाव पर बाँध दें।

6. **सींग टूटनाः** अगर सींग का खोल निकल गया है व खून बह रहा है तो टिंचर बेन्जोइन को लगाकर सींग के ऊपर कस कर पट्टी बांधें। पूरा सींग टूट जाने पर लोहे से दाग कर खून का बहना रोक सकते हैं और टिंक्चर आयोडीन की पट्टी बांधने से भी खून बहना बन्द हो जाता है।
7. **पैर में फ्रैक्चर हो जाने परः** कभी–कभी पशुओं के गड्ढे में गिरने, पैर फिसलने या लड़ने आदि से पैर की हड्डी में फ्रैक्चर हो जाता है। ऐसे में पशु लंगड़ाने लगता है और कभी–कभी खड़ा भी नहीं हो पाता। इस स्थिति में पशु के पैर को धीरे से सामान्य अवस्था में बैठाएं और इसके बाद चारों ओर से बाँस की खपच्चियां लगाकर उन्हे बांध कर कस दें और पशु को आराम करने दें। शीघ्र ही उसे पशु चिकित्सक की मदद से प्लास्टर बंधवा लें।

मृत पशुओं के शव का निस्तारण

बीमारी या अन्य कारण से मरे हुए पशु के शव का तुरंत निस्तारण करना बहुत आवश्यक है ताकि रोगकारक जीवाणु या विषाणु अन्य स्वस्थ पशु और मनुष्यों को हानि ना पहुंचा सकें। मृत पशु के शव को कभी भी पानी के स्त्रोत जैसे नदी, नाले, कुएं आदि के पास नहीं फंकना चाहिए। शव को कुत्ते या चूहों आदि से बचा कर रखना चाहिए। और शव की चीर–फाड़ बिना पशु चिकित्सक की देख–रेख में नहीं करना चाहिए। कुछ संक्रामक रोग जैसे एंथ्रेक्स आदि के जीवाणु मनुष्यों को भी नुकसान पहुंचा सकते हैं। इसलिए शव को उठाते समय सुरक्षात्मक कपड़े पहनने चाहिए और निस्तारण के बाद साबुन से हाथ धोने चाहिए। शव उठाने के बाद मृत पशु की जगह को साफ व कीटाणुरहित करना चाहिए। पशु को किसी खुली जगह में फेंकने से बदबू फैलती है, साथ ही उससे रोगकारक जीव वातावरण में आ जाते हैं और अन्य पशुओं को रोग फैला सकते हैं। इसलिए शव को या तो जमीन में गड़ाकर या अच्छे से जलाकर निस्तारण करना चाहिए। पशु को गाड़ने के लिए कम–से–कम 5–6 फीट गहरा गड्ढा खोदना चाहिए। गड्ढे को कभी भी पानी के स्त्रोत के पास नहीं खोदना चाहिए। गड्ढे में शव को डालने के बाद उसके ऊपर से केरोसिन या फिनाइल का छिडकाव कर देना चाहिए जिससे कोई शवखोर जानवर उसे ना खाए। साथ ही उसके ऊपर से नमक और चूना भी डाल देना चाहिए। इसके बाद ऊपर से मिट्टी और पत्थर से अच्छे से गड्ढे को भर देना चाहिए।

❏❏❏

अध्याय 10

पेट के कीड़ों और किलनी, जुएँ आदि से बचाव एवं रोकथाम

दुधारू पशुओं में कृमिनाशन

- पशुओं के पेट में पाई जाने वाली कृमियों/कीड़ों को मारने के लिए कृमिनाशन किया जाता है।
- बछड़ों/बछियों में एक सप्ताह की उम्र में कृमिनाशन करना चाहिए एवं इसके बाद हर महीने में दोहराना चाहिए।
- वयस्क गाय/भैंसों में कम–से–कम साल में दो बार कृमिनाशन किया जाना चाहिए।

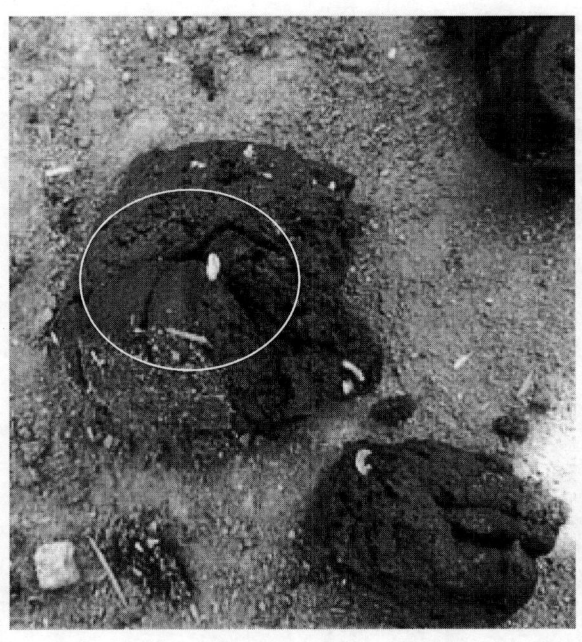

चित्रः गोबर में कृमियों के टुकड़े (सफ़ेद रंग में)

- एलबेंडाजोल, फेनबेंडाजोल, आईवरमेक्टिन इत्यादि दवाओं का उपयोग कृमिनाशन के लिए किया जाता है।
- पशुचिकित्सक से सलाह लेकर पशुओं का कृमिनाशन करना चाहिए।

दुधारू पशुओं में बाह्य परजीवियों का नियंत्रण

- पशुओं में कई तरह के बाह्य परजीवी जैसे किलनी, जुएँ, लीख, मक्खी इत्यादि हो सकते हैं जो पशु का खून चूसते हैं और बीमारियां जैसे टिक फीवर, बबेसियोसिस आदि भी फैलाते हैं। किलनी को कुटकी या चिचड़ी के नाम से भी जाना जाता है।
- बाह्य परजीवी होने पर पशु के बाल झड़ने लगते हैं, पशु खुजली करता है एवं कमजोर हो जाता है। छोटे बछड़ों में इसका अधिक कुप्रभाव होता है। इससे उनका वजन धीरे–धीरे बढ़ता है। उनमे खून की कमी भी हो सकती है।
- यदि किलनियों की कम संख्या है, तब सावधानीपूर्वक हाथ से उन्हें निकाल देना चाहिए।
- अधिक संक्रमण होने पर परजीवीनाशक दवा (डेल्टामेथ्रिन या साईपरमेथ्रिन) का पानी में घोल बनाकर पशु के ऊपर छिड़कना या पोंछा लगाना चाहिए।

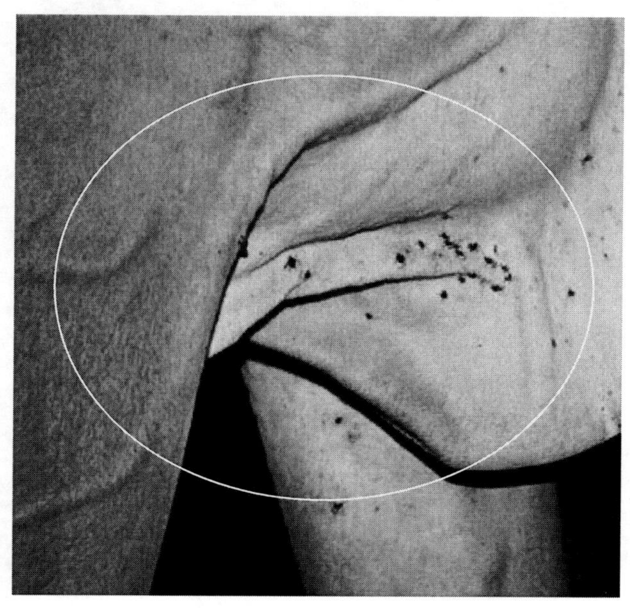

परजीवीनाशक दवा पाउडर या लिक्विड रूप में आती है एवं इसका पानी में घोल बनाते समय उचित मात्रा में घोल बनाना चाहिए। प्रति लीटर पानी में 1 ग्राम पाउडर या 2–4 मि.ली. लिक्विड दवा डालकर घोल बनाना चाहिए।

- परजीवीनाशक दवा जहरीली होती हैं, इसलिए इनके इस्तेमाल के समय सावधानी रखनी चाहिए।
- टिक्किल पाउडर (1 ग्राम प्रति लीटर) या ब्युटोक्स (2 मि.ली. प्रति लीटर) पानी में घोलकर पशु के शरीर पर स्प्रे करना चाहिए या कपड़े में भिगो कर लगाना चाहिए।
- विशेषकर पशु के निचले भागों में, थन के आसपास, गर्दन के नीचे, कान के पास और पूंछ के नीचे अच्छे से दवा लगानी चाहिए।
- पशु के मुंह में और आँखों में दवा नहीं लगनी चाहिए। और ध्यान रखना चाहिए कि पशु दवा को ना चाटें।
- इसके लिए दवा लगाने से पूर्व पशु को अच्छे से पानी पिला देना चाहिए।
- इन दवाओं के अलावा इंजेक्शन से भी किलनी और अन्य परजीवियों का निवारण किया जा सकता है।
- परन्तु इसके लिए पशु चिकित्सक या गौसेवक के मदद से चमड़ी के नीचे आईवरमेक्टिन नाम की दवा लगानी होती है।
- इस दवा के लगाने के 1 से 2 सप्ताह में धीरे–धीरे सारी किलनी और जुएँ आदि मर कर गिर जाते हैं।
- घरेलू दवा के रूप में कुछ किसान खाद्य तेल जैसे अलसी का तेल का पतला लेप किलनी को मारने के लिए पशु के शरीर में लगा देते हैं। अन्य नुस्खे जैसे लहसुन के पाउडर का रगड़ना, साबुन का गाढ़ा घोल बनाकर लगाना इत्यादि भी किलनी निवारण के लिए पशुपालकों में प्रचलित हैं।

❑❑❑

अध्याय 11

व्यावसायिक डेयरी फार्मिंग की शुरुआत

व्यावसायिक डेयरी फार्म खोलने के लिए निम्नलिखित बातों का ध्यान रखें –

1. योजना तैयार करना

- सबसे पहले यह तय कर लें कि आप गाय और भैंस में से किस जानवर को पालना चाहते हैं? इसके लिए अपने क्षेत्र में मौजूद किसी सरकारी संस्थान, कृषि विज्ञान केंद्र, पशु चिकित्सालय से सलाह ले लें एवं आसपास के पशु पालकों और डेयरी फार्म से भी जानकारी लें। गाय और भैंस का संयुक्त फार्म भी खोला जा सकता है। डेयरी फार्म पर दुधारू पशुओं में गाय तथा भैंसों की संख्या का अनुपात 3:2 उचित माना जाता है। अर्थात 10 दुधारू पशुओं के डेयरी फार्म पर 6 गायें तथा 4 भैंसें रखनी चाहिए।

- **गाय और भैंस से सम्बंधित तुलनात्मक जानकारी**

गाय	भैंस
भैंस की तुलना में गाय की कीमत कम होती है।	मुर्रा, मेहसाना नस्ल की भैंस व्यावसायिक डेयरी के लिए उचित होती हैं।
साहिवाल, गिर या संकर नस्ल की गाय व्यावसायिक फार्म के लिए उपयुक्त हैं।	इनके दूध में 7–9% तक फैट होता है इस कारण इसका ज्यादा दाम मिलता है।
गाय हर 13 से 14 माह में एक बार बच्चा दे सकती है।	गाय की तुलना में भैंस अधिक समय में वयस्क होती हैं।
इनके दूध में 3–4% तक फैट होता है।	गर्मी के मौसम में भैंसों में प्रजनन सम्बंधित समस्याएँ आती हैं। इसलिए इनको तालाब या स्प्रिंकलर की जरुरत पड़ती है।
गाय का दूध बच्चों और वृद्धों के सेवन के लिए अच्छा होता है।	भैंस का दूध घी, खोवा आदि बनाने के लिए अच्छा होता है।

- अपने क्षेत्र के वातावरण के लिए अनुकूलित नस्ल का ही चयन करें।
- अपने क्षेत्र में दूध की मांग और उसके मूल्य का भी सर्वेक्षण कर लें। यह भी सुनिश्चित कर लें कि उस क्षेत्र में गाय या भैंस में से किसके दूध की अधिक मांग है।

2. प्रशिक्षण प्राप्त करेंः यदि आपको पशुपालन का कोई अनुभव नहीं है तो अपना फार्म खोलने से पहले किसी सरकारी या गैर–सरकारी संस्था या डेयरी फार्म में कुछ समय पशुपालन का अनुभव ले लें।
3. चारे की व्यवस्था : हरा चारा और घांस आदि गाय या भैंस का प्राकृतिक आहार होता है एवं प्रत्येक पशु को अपने वजन का 4–5% चारा प्रतिदिन देना होता है। दाना खिलाना महंगा होता है, इसलिए डेयरी फार्म खोलने से पहले चारा उगाने के लिए जमीन का प्रबंध भी कर लें। इससे दुग्ध उत्पादन की लागत भी कम रहती है और पशु भी स्वस्थ रहते हैं। एक एकड़ में लगभग 4–5 पशुओं के लिए चारा उगाया जा सकता है। यदि जमीन उपलब्ध नहीं है तो यह सुनिश्चित कर लें कि हरा चारा आसपास में आसानी से उपलब्ध है या नहीं।
4. डेयरी फार्म खोलने के लिए शुरुआत में जानवरों की खरीद, पशुओं का आवास और अन्य इमारतों को बनाने के लिए बड़ी पूंजी की आवश्यकता होती है। इसके लिए सरकारी योजनाओं के तहत बैंकों द्वारा रियायत पर लोन उपलब्ध होता है। अतः अपने नजदीकी बैंक से संपर्क कर इसकी जानकारी प्राप्त कर लें।

   नोटः कोई भी बैंक डेयरी व्यवसाय के लिए भूमि खरीदने हेतु ऋण नहीं देता।
5. एक साथ निवेश करने की जगह अपने फार्म की शुरुआत छोटे स्तर से करके धीरे–धीरे उसे बढ़ाएं।
6. अच्छे एवं स्वस्थ पशु का ही चुनाव करें। एक साथ सारे पशु खरीदने की जगह छह माह के अंतर से दो बार में पशु खरीदें। अधिक जानकारी अध्याय 2 में दी गयी है।
7. व्यावसायिक डेरी फार्म में मिल्किंग, सफाई, रख–रखाव आदि के लिए लेबर की भी हमेशा आवश्यकता रहती है। प्रति 10 दुधारू पशुओं के लिए 1 लेबर और प्रति 20 शुष्क पशुओं पर 1 लेबर की जरुरत होती है। इसलिए लेबर का भी प्रबंध सुनिश्चित कर लेना चाहिए।

8. व्यावसायिक डेयरी फार्म को फायदेमंद बनाने के लिए कम–से–कम 20–25 पशुओं के साथ शुरुआत की जा सकती है।
9. ऐसे गाँव जो पक्की सड़क द्वारा नजदीकी शहर से जुड़े हुए हों, डेयरी फार्म के खोलने के लिए सबसे उचित होते हैं।
10. डेयरी फार्म उस जगह में बनाना चाहिए जहाँ से पानी की निकासी आसानी से हो सके।
11. डेयरी फार्म में पशुओं को पिलाने और साफ़–सफाई के लिए पानी की आवश्यकता हमेशा होती है, इसलिए फार्म उसी जगह पर खोलें जहाँ कुआं या ट्यूबवेल में पानी की पर्याप्त उपलब्धता हो।
12. डेयरी फार्म खोलने के बाद पशुओं का आवास, भरण–पोषण और रख–रखाव उचित तरीके से करने के लिए इस पुस्तिका में दी गयी जानकारी का पालन करें।

दस पशुओं (6 गाय व 4 भैंस) की डेयरी में लगने वाली अनुमानित लागत

1.	दस पशुओं का खरीद मूल्य (70,000 प्रति भैंस व 55,000 प्रति गाय)	–	6,10,000
2.	पशु गृह निर्माण में व्यय	–	4,00,000
3.	यंत्र इत्यादि पर व्यय	–	1,50,000
4.	शुरुआत में व्यय	–	90,000
5.	कुल व्यय	–	12,50,000
	बैंक लोन (85%)	–	10,62,000
	बची हुयी राशि	–	1,88,000

वार्षिक व्यय का ब्यौरा

1.	पशु गृह का 5 प्रतिशत वार्षिक मूल्य क्षय	–	20,000
2.	यंत्र व्यय का 10 प्रतिशत वार्षिक मूल्य क्षय	–	15,000
3.	बैंक राशि पर 10 प्रतिशत वार्षिक ब्याज	–	10,620
4.	दुधारू पशुओं का 4 प्रतिशत वार्षिक बीमा	–	24,400
5.	हरा चारा 75 रुपए प्रति पशु (1095 क्विं) प्रतिदिन	–	2,73,750
6.	सूखा चारा 20 रुपए प्रति पशु (146 क्विं) प्रतिदिन	–	73,000

7.	दाना 115 रुपए प्रति पशु (182.5 क्वि) प्रतिदिन	–	4,19,750
8.	2 श्रमिक व्यय 275 रुपए प्रति दिन (300 दिन)	–	1,65,000
9.	अन्य खर्चा (पानी, बिजली, दवाई आदि)	–	30,000
	कुल व्यय	–	10,31,520

वार्षिक आय का ब्यौरा

1.	दूध की बिक्री 50 रुपए प्रति लीटर (भैंस) व 40 रुपए प्रति लीटर (गाय) (10 लीटर प्रति भैंस प्रतिदिन व 8 लीटर प्रति गाय प्रतिदिन)	–	11,76,000
2.	गोबर की बिक्री	–	30,000
3.	भैंस की मूल्य वृद्धि (8000 प्रति भैंस वार्षिक व 6000 प्रति गाय वार्षिक)	–	68,000
	कुल वार्षिक आय	–	12,74,000
	वर्षिक बचत (रुपए)	–	2,42,480
	मासिक बचत (रुपए)	–	20,206

इसी प्रकार दस दुधारू पशुओं के डेयरी फार्म की वित्तीय योजना तैयार की जा सकती है

पशुधन बीमा योजना

यह एक केन्द्र प्रायोजित योजना है, जिसे 2005–06 के दौरान पायलट आधार पर लागू किया गया था एवं वर्ष 2008–09 से नियमित आधार पर लागू किया जा रहा है। इस योजना के तहत संकर और अधिक उपज देने वाली गाय–बैल और भैंस को उनके वर्तमान बाजार मूल्य के अधिकतम पर बीमा किया जाता है। बीमित पशु का अधिकतम मूल्य 70,000 रुपये निर्धारित किया गया है। बीमा के प्रीमियम में 50% की सब्सिडी दी जाती है। गरीब और पिछड़े वर्ग के किसानों को 70% तक सब्सिडी प्राप्त हो सकती है। सब्सिडी का पूरा खर्च केंद्र सरकार/राज्य सरकार द्वारा वहन किया जाता है। प्रति लाभार्थी के 5 जानवरों को अधिकतम 3 वर्षों तक सब्सिडी का लाभ दिया जाता है। गोवा को छोड़कर अन्य सभी राज्यों में योजना को राज्य पशुधन विकास बोर्ड के माध्यम से लागू किया जा रहा है।

पशुधन बीमा योजना के उद्देश्यों को ध्यान में रखकर तैयार की गयी है। पहला पशुपालकों को पशुमृत्यु से होने वाले संभावित नुकसान से बचाकर बीमा के लाभ का प्रदर्शन और दूसरा पशुओं और उनके उत्पादों में गुणात्मक सुधार को प्राप्त करना।

पशु बीमा के प्रीमियम की दर : पशुओं के बीमा कराने के लिए लगने वाले वार्षिक प्रीमियम की दर अधिकतम पशु मूल्य की 4% तय की गयी है। अर्थात 50,000 मूल्य के पशु के लिए अधिकतम 2000 रुपये की राशि प्रीमियम के रूप में देनी होती है। इस पर भी केंद्र और राज्य सरकार की सब्सिडी के बाद आधी राशि यानी केवल 1000 रुपये ही पशुपालक को देने होते हैं। कुछ राज्यों जैसे मध्यप्रदेश में बीमा प्रीमियम की दर केवल 2.5% प्रति वर्ष ही है।

बीमा अवधिः पशुओं के बीमा के लिए 1 वर्ष से लेकर 5 वर्ष तक की पोलिसी ली जा सकती है। अधिक समय वाली बीमा पोलिसी में प्रीमियम की दर और सस्ती होती है।

पशुओं की बीमा हेतु निर्धारित अधिकतम आयु

दुधारू गाय	–	10 वर्ष आयु तक
दुधारू भैंस	–	12 वर्ष आयु तक
सांड	–	8 वर्ष आयु तक
बछड़े–बछिया	–	4 माह से प्रथम ब्यांत तक

□□□

अध्याय 12

डेयरी फार्म में गोबर और कचरे का प्रबंधन

एक गाय एक दिन में लगभग 18–30 किलो ग्राम गोबर करती हैं, वहीं भैंस भी लगभग 25–40 किलो गोबर एक दिन में करती है। इसके साथ ही इन पशुओं द्वारा दिन में 9–12 लीटर पेशाब भी प्रतिदिन किया जाता है। अतः यदि डेयरी फार्म में 10 वयस्क पशु हैं तो दिन भर में लगभग 3–4 क्विंटल गोबर हो जाता है जिसका निस्तारण करना बहुत आवश्यक है। डेयरी फार्म से निकलने वाले गोबर और अन्य कचरे का उचित प्रबंधन करने से ना केवल इससे होने वाले नुकसानों से बचा जा सकता है, बल्कि कचरे और गोबर से पैसा भी कमाया जा सकता है। पशुओं का गोबर में नाइट्रोजन, फॉस्फोरस और पोटैशियम प्रचुर मात्रा में पाया जाता है। इसलिए इसके उपयोग से मृदा की उर्वरता बढ़ने के साथ साथ कई और फायदे भी मिलते हैं।

डेयरी पशुओं के गोबर में उपस्थित रासायनिक तत्वों की मात्रा

	गाय का गोबर	भैंस का गोबर
पानी की मात्रा	82.4	81.1
नाइट्रोजन (%)	0.30	0.26
फॉस्फोरस (%)	0.18	0.18
पोटाश (%)	0.18	0.17

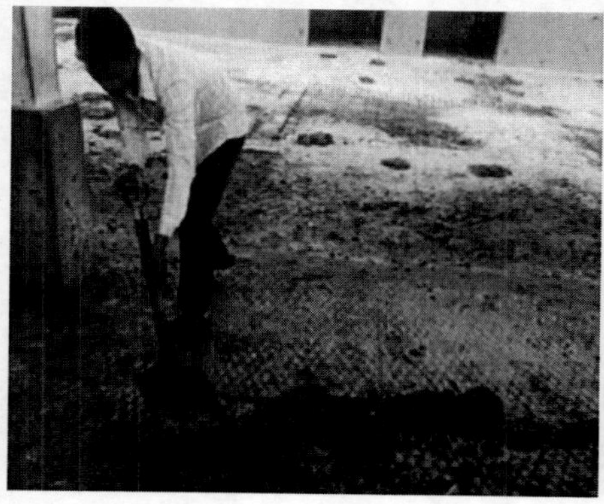

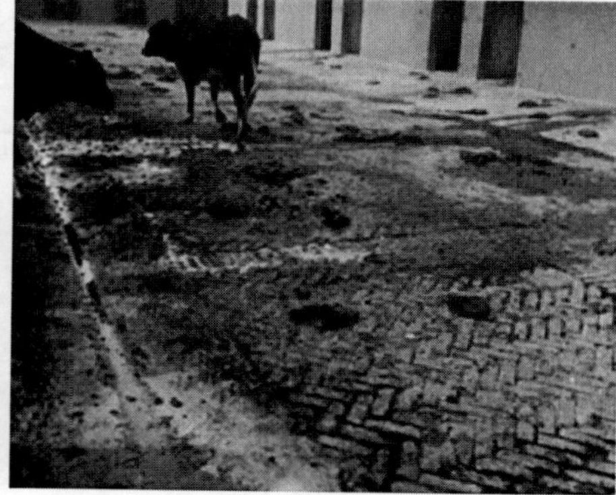

डेयरी फार्म से दो प्रकार का कचरा निकलता है–

1. **ठोस कचरा:** डेयरी फार्म से निकलने वाला ठोस कचरा निम्नलिखित है–
   - गाय और भैंस का गोबर
   - खाने के बाद बचा हुआ चारा, भूसा और दाना
   - बिछावन में डालने वाला पुआल
2. **तरल कचरा या स्लरी:**
   - गाय और भैंस की पेशाब
   - बाड़ों को धोने से निकलने वाला गोबर और पेशाब का पानी या स्लरी

डेयरी फार्म के कचरे का निस्तारण करने की विधियाँ

A) पारंपरिक विधियाँ

1. **उपले या कंडे बनाना:** यह गोबर के निस्तारण की ग्रामीण विधि है जिसमें गीले गोबर को भूसा आदि मिलाकर छोटे–छोटे गोले बनाकर दीवार या जमीन में गोल या लम्बे आकर में थोप दिया जाता है। इनको अच्छे से सुखाने के बाद इनका उपयोग ईंधन के रूप में किया जाता है। परन्तु इससे पर्यावरण प्रदूषण होता है और अधिक मात्रा में गोबर होने पर यह विधि उपयुक्त नहीं होती है।
2. **सीधा खेतों में डालकर:** ताजे गोबर या डेयरी की स्लरी को खेतों में डाल दिया जाता है। परन्तु ऐसा करने से खेत में खेत में दीमक आदि लगने का डर रहता है एवं गोबर से निकलने वाले उर्वरक तत्व भी पानी में रिस कर बह जाते हैं। इसलिए गोबर को सीधा खेतों में नहीं डालना चाहिए।
3. **कम्पोस्टिंग द्वारा गोबर खाद का निर्माण:**

   कम्पोस्टिंग प्रक्रिया से गोबर की खाद बनाने का तरीका बहुत ही पुराना और कारगर है जिससे गोबर और अन्य कार्बनिक कचरे की बहुत बड़ी मात्रा को उपयोगी खाद में बदला जा सकता है। कम्पोस्टिंग की प्रक्रिया में सूक्ष्म जीवों द्वारा कचरे का विघटन किया जाता है जिससे गर्मी पैदा होती है। इस कारण कचरे में मौजूद सभी रोगकारक जीव, खरपतवार के बीज आदि नष्ट हो जाते हैं एवं कचरे की मात्रा भी 50 प्रतिशत तक कम हो जाती है।

ऐसे डेयरी फार्म जहाँ पर गोबर को अलग से इकट्ठा किया जाता है वहां पर इस विधि से कम्पोस्ट खाद बनाई जा सकती है। कम्पोस्ट खाद बनाने के लिए 4–5 फीट गहरा गड्ढा बनाया जाता है जिसकी लम्बाई 12 फीट और चौड़ाई 9 फीट बनायी जा सकती है। पशुओं की संख्या अधिक होने पर प्रति वयस्क पशु 30–35 क्यूबिक फीट के हिसाब से गड्ढा बनाया जाना चाहिए। फार्म में इस तरह के दो गड्ढे बनाने चाहिए जिससे बारी–बारी से दोनों को भरा जाये। जब एक गड्ढे में खाद बन रही हो तब दूसरे गड्ढे को भरें। इन गड्ढों के ऊपर छप्पर भी बना देना चाहिए ताकि पानी और धूप से खाद को नुकसान ना हो। समय–समय बार गोबर को मिलाते रहने से खाद अच्छे से पकती है। खाद पूरी तरह बनाने में 5 से 6 महीने का समय लगता है।

B) आधुनिक विधियाँ

1. कम्पोस्ट बनाने की नाडेप विधि
2. केंचुआ खाद (वर्मी कम्पोस्टिंग) बनाकर
3. बायोगैस (गोबर गैस) बनाना
4. तालाब में मछली पालन के लिए
5. खुले गड्ढों या तालाबों में ऑक्सीडेशन द्वारा

1. नाडेप विधि

महाराष्ट्र के कृषक श्री नारायण देवराव पंडरीपांडे के नाम के प्रथम अक्षरों को लेकर इस विधि को 'नाडेप'' का नाम दिया गया है। इस विधि में गड्ढे के स्थान पर जमीन के ऊपर इंट का एक आयताकार कमरेनुमा बना लिया जाता है जिसकी दीवारें 9 इंच चौड़ी होती हैं। इस टांके का पक्का फर्श बनाया जाता है। इस टांके की लम्बाई 12 फीट, चौड़ाई 5 फीट तथा ऊँचाई 3 फीट (कुल आयतन 180 घन फीट) रखी जाती है। इस टांके को हवादार बनाने के लिए इसकी दीवारों में छेद रखे जाते हैं। छेद इस प्रकार बनाए जाने चाहिए कि पहली लाइन के दो छेदों के मध्य दूसरी लाईन के छेद आएं तथा दूसरी लाइन के छेदों के मध्य में तीसरी लाइन के छेद आएं। इस प्रकार तीसरे, छठे एवं नवें रद्दे में छेद बनेंगे। छेदों की संख्या बढ़ाने से खाद जल्दी पक सकती है परन्तु इस स्थिति में पानी की मात्रा अधिक लगेगी। इस टांके के अंदर की दीवारों तथा फर्श को गोबर मिट्टी से लीप दिया

जाना चाहिए। इस टांके को भरने के लिए सबसे पहले इसके ताल में गोबर पानी का घोल छिड़क कर चारा, भूसा, पत्तियां या अन्य वनस्पति डालें, फिर इसके ऊपर मिटटी की एक परत डाल दें, और इसके ऊपर गोबर का पानी में घोल बनाकर डाल दें तथा इसी क्रम में टांके को भरते जाएँ। जब टंका पूरा भर जाए तब ऊपर से मिटटी या गोबर से लीप दें। समय–समय पर पानी का छिडकाव करते रहें जिससे नमी बनी रहे। नाडेप विधि से खाद तैयार होने में लगभग 4 माह का समय लगता है।

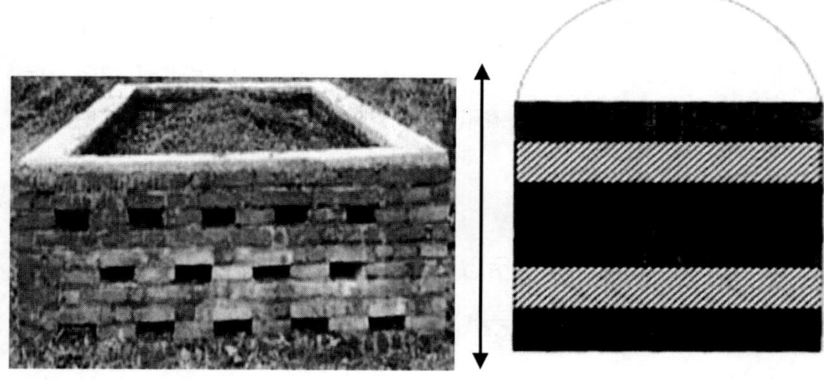

नाडेप कम्पोस्ट पिट का ढांचागत चित्र

2. केंचुआ खाद (वर्मी कम्पोस्टिंग)

इस विधि में केंचुओं का उपयोग कर डेयरी के गोबर और अन्य कचरे से खाद बनायीं जाती है। केंचुए गोबर और कचरे को लगातार खाते रहते हैं और उनके मल से निकलने वाले पदार्थ को ही वर्मी कम्पोस्ट कहा जाता है। वर्मी कम्पोस्ट में पौधों के लिए आवश्यक सभी तत्व संतुलित मात्रा एवं सुलभ अवस्था में उपलब्ध रहते हैं। इसमें गोबर खाद की तुलना में 5 गुना तक नाइट्रोजन, 8 गुना फॉस्फोरस और 11 गुना पोटाश पाया जाता है। इसके अतिरिक्त केंचुआ खाद में कई सारे लाभकारी सूक्ष्मजीव भी पाए जाते हैं। केंचुआ प्रतिदिन अपने वजन का लगभग 5 गुना कचरा खाता है। लगभग एक किलो केंचुए (1000 संख्या) 4 से 5 किलो कचरा प्रतिदिन खा जाते हैं। वर्मी कम्पोस्ट बनाने में मुख्य रूप से केंचुए की आइसीनिया फोटिडा (Eisenia foetida), पेरियोनिक्स एक्सकैवेटस एवं यूड्रिलस यूजैनी (Eudrilus eugeniae) प्रजातियां काम आती हैं।

वर्मी कम्पोस्ट बनाने के लिए मध्यम वर्ग के किसानों के लिए 100 वर्गमीटर क्षेत्र पर्याप्त रहता है। अच्छी गुणवत्ता की केंचुआ खाद बनाने के लिए सीमेन्ट तथा ईंटों

से पक्की क्यारियां बनाई जाती हैं। प्रत्येक क्यारी की लम्बाई 10 फीट, चौड़ाई 3 फीट एवं ऊँचाई 30 से 50 से.मी. रखते हैं। 100 वर्गमीटर क्षेत्र में इस प्रकार की लगभग 90 क्यारियां बनाई जा सकती हैं। क्यारियों को तेज धूप व वर्षा से बचाने और केंचुओं के तीव्र प्रजनन के लिए अंधेरा रखने हेतु छप्पर और चारों ओर टट्टियों से हरे नेट से ढंकना अत्यन्त आवश्यक है।

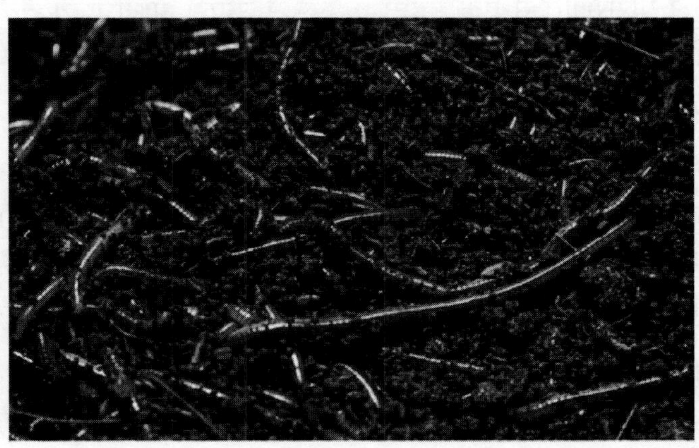

केंचुआ खाद बनाने की चरणबद्ध विधि

1. सबसे पहले ताजे गोबर को भूसा, बचा हुआ चारा और पत्तियों में मिलाकर 10 से 15 दिन तक खुले स्थान में फर्श रख दिया जाता है जिससे इसकी गर्मी निकल जाती है। ध्यान रखें कि ताजे गोबर को सीधे क्यारियों में ना भरें।

2. फिर इस गोबर को क्यारियों में भर दिया जाता है। गोबर को भरने से पहले नीचे घास या भूसे की 3–4 इंच मोटी परत बिछा दी जाती है। इस प्रकार 10 फीट लम्बाई की क्यारी में लगभग 500 किलो अपशिष्ट भरा जा सकता है।

3. इसमें समय–समय पर पानी छिड़कते रहना चाहिए जिससे आवश्यक नमी बनी रहे।

4. फिर लगभग 5000 केंचुए एक क्यारी में डाल दिए जाते हैं और ऊपर से पुआल आदि से पूरी क्यारी को ढंक दिया जाता है। केंचुए को अंधेरा पसंद है, इसलिए क्यारियों को टाट बोरा/सूखी घास–फूस इत्यादि से ढंक कर रखना चाहिए।

5. ज्यादातर केंचुए क्यारी की ऊपरी 3–4 इंच की सतह पर रहकर गोबर को खाना शुरू कर देते हैं और वर्मी कम्पोस्ट तैयार करते हैं।
6. क्यारियों में नमीं बनाये रखने के लिए पानी छिड़कते रहने एवं चिड़ियों, दीमक और चींटियों से केंचुओं को सुरक्षित रखें।
7. अनुकूल परिस्थिति में एक महीने के अन्दर ऊपरी आधा फिट तक की सतह में वर्मी कम्पोस्ट की पर्त तैयार हो जाती है जिसे ऊपर से पुआल को हटाकर निकल लेना चाहिए।
8. इसके बाद पुनः क्यारी को ढंक कर पानी छिड़क देना चाहिए। इसी प्रकार हर सप्ताह में ऊपर की परत दर परत निकलते जाते हैं जिससे 40–50 दिनों में लगभग 80–85% केंचुआ खाद बन जाती है। बची हुए केंचुओं और खाद को अगले चक्र के लिए ढेर बना कर रख देते हैं।
9. केंचुआ खाद को तैयार करने के लिए उसे मोटी चलनी से छान कर केंचुए और अण्डों को अलग कर देते हैं और तैयार खाद को धूप में सुखाकर थैलियों में भरकर बेच सकते हैं।

3. बायोगैस (गोबर गैस) बनाना

गोबर से बायोगैस प्लांट में डालकर बायोगैस बनाने से हमें ईंधन, रोशनी, यांत्रिक ऊर्जा के साथ साथ स्लरी के रूप में खाद भी मिलती है। बायोगैस का प्रयोग रसोई में करने से लकड़ी, केरोसिन, बिजली एवं एल.पी.जी. में होने वाले खर्च की बचत होती है। एक घन मीटर या 1000 लीटर बायोगैस से लगभग आधा लीटर केरोसिन या एल.पी.जी. गैस की बचत होती है। बायोगैस निर्माण के लिए बायोगैस प्लांट का निर्माण करना होता है।

बायोगैस के उपयोग

1. **रसोई में :** बायोगैस के लिए विशेष प्रकार के गैस बर्नर आते हैं जिनमें बड़े छिद्र होते हैं। बायोगैस संयंत्र से सीधे एक पाइप द्वारा गैस को रसोईं में बर्नर तक लाया जाता है।
2 **रोशनी के लिए :** बायोगैस से जलने वाले विशेष प्रकार के लैंप का प्रयोग रोशनी के लिए किया जा सकता है।

3 **डीजल ईंजन को चलाने में:** बड़े बायोगैस प्लांट से निकलने वाली बायोगैस का उपयोग डीजल ईंजन को चलाकर कुट्टी करने, सिंचाई करने, थ्रेसिंग करने और बिजली उत्पन्न करने के लिए किया जा सकता है।

बायोगैस प्लांट के प्रकार: मुख्यतः बायोगैस संयंत्र दो प्रकार से बनाये जा सकते हैं (a) तैरते ड्रम (फ्लोटिंग ड्रम) प्रकार का बायोगैस प्लांटः इस प्रकार के संयत्र में दो डिजाइन उपलब्ध हैं– (1) के.वी.आई.सी. डिजाइन एवं (2) प्रगति डिजाइन।

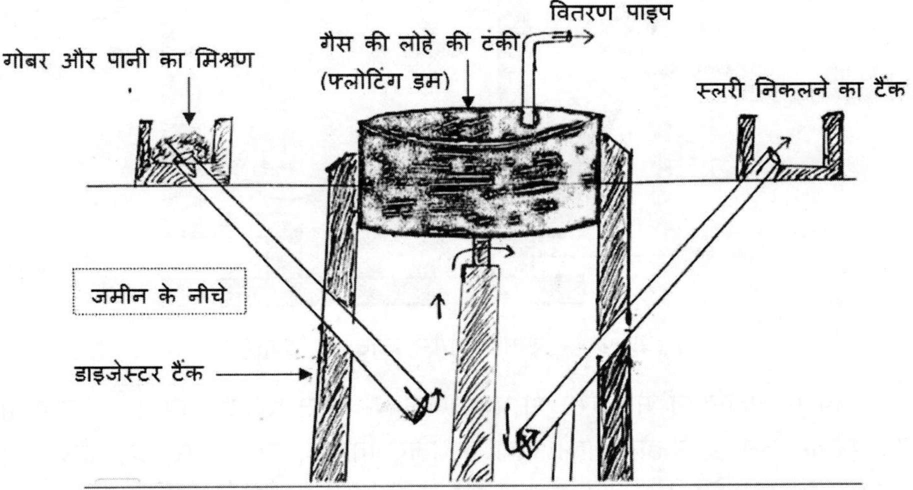

चित्रः फ्लोटिंग ड्रम बायोगैस प्लांट का डिज़ाइन (के.वी.आई.सी. डिजाइन)

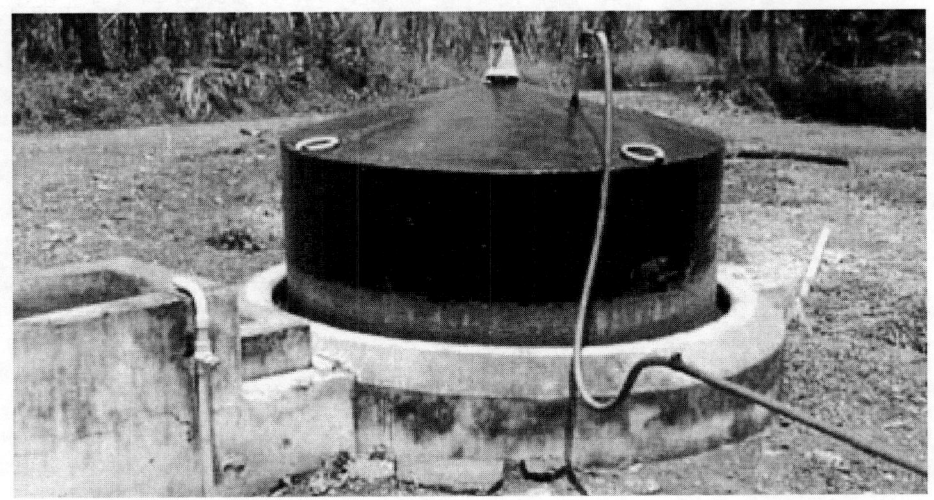

(**स्त्रोतः** https://www.patrika.com/dausa-news)

(b) स्थिर गुम्बदनुमा (फिक्स्ड डोम) प्रकार का बायोगैस प्लांटः इसके भी दो डिजाइन उपलब्ध हैं– (1) दीनबंधु डिजाइन एवं (2) जनता बायोगैस प्लांट। इनमें से दीनबंधु मॉडल भारत में अधिक प्रचलित है।

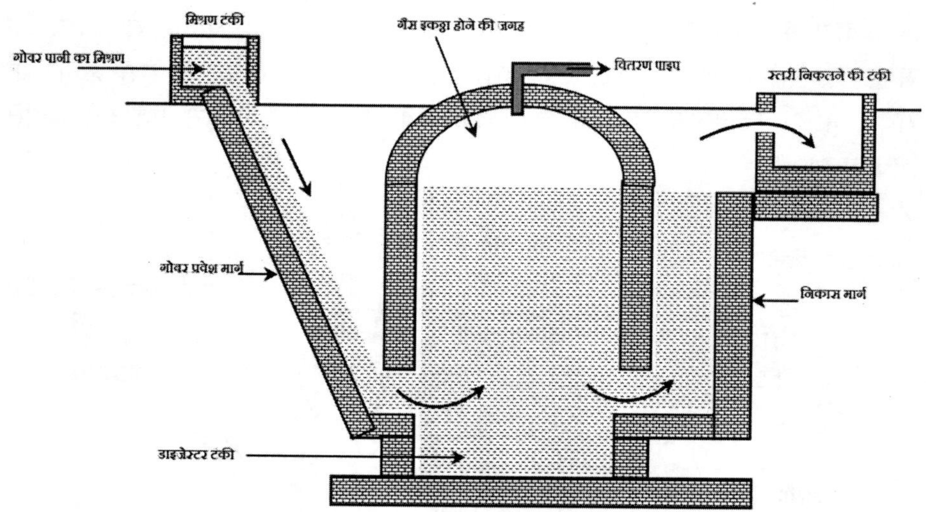

चित्रः फिक्स्ड डोम बायोगैस प्लांट का डिज़ाइन

उपरोक्त प्लांट में से किसी भी प्रकार का बायोगैस प्लांट बनवाया जा सकता है। इसके निर्माण में होने वाले खर्च के लिए विभिन्न राज्य सरकारों और केंद्र सरकार द्वारा सब्सिडी भी उपलब्ध कराई जाती है। हालाँकि फ्लोटिंग ड्रम प्रकार के बायोगैस प्लांट की लागत अधिक होती है और इसका रख–रखाव भी बहुत अच्छे से करना होता है, क्योंकि इसमें लगे लोहे का ड्रम जल्दी ख़राब हो सकता है। स्थिर गुम्बदनुमा बायोगैस संयंत्र कम लागत में बन जाता है और अधिक टिकाऊ भी होता है। इसलिए आजकल यह अधिक प्रचलन में है।

पशुओं की संख्या के आधार पर बायोगैस संयंत्र के आकार का चयन

बायोगैस प्लांट का आकार घन मीटर में	न्यूनतम आवश्यक जानवर
2 घन मीटर	3 गाय या भैंस
3 घन मीटर	4 गाय या भैंस
4 घन मीटर	6 गाय या भैंस
6 घन मीटर	10 गाय या भैंस
8 घन मीटर	15 गाय या भैंस
25 घन मीटर	45 गाय या भैंस

□□□

अध्याय 13

डेयरी सम्बंधित सामान्य प्रश्नोत्तरी

प्र.1 एक गाय या भैंस को बाँधने के लिए कम–से–कम कितनी जगह की आवश्यकता होती है?

उ. गाय के लिए 35 वर्ग फीट और भैंस के लिए 40 वर्ग फीट की जगह कम–से–कम आवश्यक है।

प्र.2 गाय एवं भैंस में से किस पशु का चुनाव डेयरी पशुपालन के लिए करना चाहिए?

उ. बाजार में दूध की मांग, वातावरण की अनुकूलता, प्रजनन क्षमता, दूध की गुणवत्ता इत्यादि के आधार पर दोनों में से एक का चयन किया जा सकता है। सामान्यतः भैंस के दूध का मूल्य अधिक मिलता है, क्योंकि भारत में फैट के आधार पर दूध का मूल्य निर्धारित किया जाता है। और भैंस के दूध में अधिक फैट होता है। परन्तु भैंस–पालन में गाय की तुलना में पोषण में अधिक खर्च भी आता है। इसलिए सबसे अच्छा तरीका यह है की डेयरी में आधी गाय और आधी भैंस भी रख सकते हैं। या एक तिहाई गाय और 2 तिहाई भैंस भी रख सकते हैं।

प्र.3 क्या पशुओं का टीकाकरण करना आवश्यक है?

उ. हाँ, इससे पशुओं की विभिन्न जानलेवा बीमारियों से रक्षा होती है। डेयरी पशुओं में कई जानलेवा बीमारी जैसे गलघोंटू, लंगड़ी बुखार आदि सामान्यतः पाई जाती हैं। इसके अतिरिक्त कुछ बीमारियाँ जैसे खुरपका–मुंहपका बीमारी में पशु का उत्पादन अत्यधिक प्रभावित हो जाता है। एक बार ये बीमारियाँ हो जाने पर इनका इलाज करना अत्यधिक मुश्किल या नामुमकिन होता है। इसलिए डेयरी पशुओं का टीकाकरण आवश्यक होता है।

प्र. यदि पशु खाना और जुगाली करना बंद कर दे तो क्या करना चाहिए ?

उ. सामान्यतः बुखार या अन्य बीमारी में पशु खाना और जुगाली करना कम कर देते हैं। ऐसे समय में तुरंत पशु चिकित्सक से पशु की जांच करा कर उचित उपचार करना चाहिए।

प्र.4 गाय कितने दिनों में बच्चा दे देती है ?

उ. गाय में प्रसव काल लगभग 280 दिनों या 9 महीने और 9 दिन का होता है। अर्थात गर्भाधान करने के औसत 9 महीने 9 दिन के समय में गाय बच्चा दे देती है।

प्र.5 भैंस कितने दिनों में बच्चा दे देती है ?

उ. भैंस में गाय की तुलना में प्रसव काल अधिक होता है। भैंस सामान्यतः 310 दिनों या 10 महीने और 10 दिन में बच्चा दे देती है।

प्र.6 प्रसव (बच्चा देने) के कितने दिनों बाद गाय या भैंस पुनः गर्मी (मद) में आ जाती हैं ?

उ. प्रसव होने के लगभग दो महीने बाद गाय या भैंस पुनः गर्मी में आ जाती है।

प्र.7 प्रसव के कितने दिनों बाद गाय या भैंस को पुनः गाभिन कराया जाना चाहिए?

उ. प्रसव के 2 माह तक पशु पुनः गर्मी (मद) में आ जाता है परन्तु उसे इस समय गाभिन नहीं करना चाहिए। जब अगली बार पशु गर्मी में आये तब ही उसे गाभिन करना चाहिए जो प्रसव के लगभग 3 माह बाद तक आती है। ऐसा इसलिए जरुरी है, क्योंकि प्रसव के बाद पहले मद में पशु का गर्भाशय पूर्णतः तैयार नहीं हो पाता है।

प्र.8 गाय एवं भैंसों में गर्मी (मद) के क्या लक्षण होते हैं ?

उ. गर्मी (मद) में आने पर मादा पशु में बार–बार पेशाब करना, दूसरे पशु पर चढ़ना, योनी से स्त्राव आना, जोर–जोर से रंभाना इत्यादि लक्षण दिखाई देते हैं।

प्र.9 गर्मी (मद) के लक्षण दिखने पर कितने घंटे के भीतर गर्भाधान करवाना चाहिए ?

उ. गर्मी में आने के 12 घंटे के भीतर अच्छे सांड के सीमेन से गर्भाधान करवाना चाहिए। यदि पशु सुबह गर्मी में आया है तो शाम तक उसका गर्भाधान करा देना चाहिए।

प्र.10 भैंसों में ग्रीष्म ऋतु में प्रजनन सम्बन्धी समस्या क्यों आती है और इसका समाधान क्या है ?

उ. अत्यधिक गर्म मौसम में भैंसों में मद के लक्षण प्रदर्शित नहीं होते हैं। इसे ग्रीष्म नपुंसकता कहा जाता है। भैंसों में यह समस्या अधिक देखने को मिलती है, क्योंकि भैंसों के शरीर में पसीने की कम ग्रन्थियां पाई जाती हैं। इस कारण अधिक गर्मी पड़ने पर उनमें उष्मीय तनाव आ जाता है जिससे उनके शरीर में प्रजनन सम्बन्धी हॉर्मोन में अनियमितता आ जाती है। इससे बचने के लिए भैंसों को छायादार जगह में बांधें, ठंडा पानी पिलायें, दिन में दो बार नहलाएं।

प्र.11 साइलेज क्या होता है ?

उ. यह हरे चारे का संरक्षित रूप है जिसे हरे चारे को कुट्टी करके गड्ढों में भरकर बनाया जाता है। इसका उपयोग हरे चारे की कमी पड़ने पर किया जाता है। अधिकतर अन्न चारा फसलों जैसे मक्का, जई आदि का साइलेज बनाया जाता है।

प्र.12 एक वयस्क गाय को प्रतिदिन क्या आहार (दाना–चारा) खिलाया जाना चाहिए?

उ. एक वयस्क गाय (लगभग 400 कि.ग्रा. वजन) को निम्नलिखित आहार दिया जाना चाहिए–

- हरा चारा – 15 से 20 कि.ग्रा. प्रतिदिन
- सूखा चारा – 5–6 कि.ग्रा प्रतिदिन
- दाना मिश्रण – प्रति किलो दूध पर 300–400 ग्राम

प्र.13 पशुओं को उचित आवास में रखना क्यों आवश्यक होता है ?

उ. क्योंकि अच्छे आवास में पशु को साफ सुथरा और स्वस्थ रखा जा सकता है, उनका भरण–पोषण करने में आसानी रहती है, पशुओं का प्रबंधन करना सुविधाजनक होता है एवं पशुओं को बुरे मौसम के कुप्रभाव से बचाया जा सकता है। इसलिए वैज्ञानिक तथ्यों को ध्यान में रखकर ही पशु का आवास तैयार करना चाहिए।

प्र.14 दूध दोहने की सबसे अच्छी और वैज्ञानिक विधि क्या है ?

उ. दूध दोहने की सबसे उपयुक्त वैज्ञानिक विधिपूर्ण हस्तविधि है, जिसमें थन को हथेली और उँगलियों के बीच क्रमवार दबाया और छोड़ा जाता है। यह विधि भैंसों और लम्बे थन वाले पशुओं के लिए उपयुक्त होती है।

प्र.15 छोटे थन वाले पशुओं को कैसे दोहना चाहिए ?

उ. चुटकी विधि से जिसमें अंगूठे और तर्जनी से थन को पकड़कर नीचे की तरफ खींचा जाता है।

प्र.16 क्या दूध दोहते समय थनों को गीला करना चाहिए ?

उ. बिलकुल भी नहीं, ऐसा करने से थनों में थनैला रोग होने की सम्भावना बढ़ जाती है, क्योंकि गीले करके दोहने के बाद थन की मुलायम त्वचा में बहुत बारीक–बारीक दरारें पड़ जाती हैं जिनसे होकर हानिकारक जीवाणु थन में प्रवेश कर संक्रमण कर देते हैं। इसलिए हमेशा थन को गुनगुने पानी से धोकर साफ़ टॉवल से अच्छे से पोंछकर ही दूध दोहना चाहिए।

प्र.17 प्रसव के बाद निकलने वाले पहले गाढ़े पीले दूध को क्या कहते हैं?

उ. इसको खीस या कोलोस्ट्रम कहते हैं। प्रसव के 3 से पांच दिन बाद तक खीस निकलता है और इसके बाद धीरे–धीरे दूध निकलने लगता है। खीस को गर्म करने पर यह फट जाता है, क्योंकि इसमें प्रोटीन की बहुत अधिक मात्रा होती है जिस कारण यह बहुत अधिक पौष्टिक होता है।

प्र.18 गाय के दूध में औसतन कितना फैट % होता है ?

उ. सामान्यतः गाय के दूध में औसत 3–4% तक फैट होता है। जबकि भैंस के दूध में 6–8% फैट पाया जाता है।

प्र.19 दूध में चिथड़े, मवाद या खून आ रहा हो, तो क्या करें?

उ. ये सभी थनैला रोग के लक्षण हैं। यह दुधारू पशुओं में पायी जाने वाली बहुत गंभीर बीमारी है। यदि पशु के दूध में ऐसे लक्षण दिखें तो दूध को अलग कर दें और पशु के थनों का तुरंत उपचार चालू करें।

प्र.20 छोटे बछड़ों में दस्त की समस्या आने पर क्या करें ?

उ. सबसे पहले उनको दूध पिलाना तुरंत बंद कर दें और उसे अन्य बछड़ों से अलग कर दें। इसके बाद पशुचिकित्सक से सलाह लेकर प्रतिजैविक दवाई दें। कम दस्त होने पर आयुर्वेदिक दवा जैसे नेबलॉन पाउडर (50 ग्राम पानी या माड़ में घोलकर) या बेकनोर गोली एक एक सुबह शाम दें। अधिक दिनों तक दस्त होने पर बछड़ों के शरीर में पानी की कमी हो जाती है इसको पूरा करने के लिए ओ.आर.एस. का घोल पिलायें। ठीक होने पर धीरे–धीरे दूध पिलाना चालू करें।

प्र.21 गाय के दूध और घी का रंग पीला क्यों होता है ?

उ. गाय के दूध में केरोटीन नामक तत्व अधिक मात्रा में पाया जाता है जिस कारण गाय का दूध और घी पीले रंग का होता है। यह विटामिन ए का अच्छा स्त्रोत माना जाता है।

प्र.22 क्या ब्याने के बाद जेर/प्लेसेंटा गिरने से पहले गाय/भैंस का दूध निकाल सकते हैं ?

उ. हाँ, ब्याने के बाद बच्चे को एक घंटे के अन्दर–अन्दर दूध (खीस) पिलाना चाहिए। कुछ पशुपालकों में ऐसी भ्रान्ति है की जेर गिरने तक गाय का दूध नहीं निकालना चाहिए और बच्चे को भी नहीं पिलाना चाहिए। परन्तु इसमें कोई वैज्ञानिक आधार नहीं है। अपितु ऐसा करने से बच्चे का प्रतिरक्षा तंत्र कमजोर होता है और उसे बीमारी होने की अधिक सम्भावना रहती है।

प्र.23 ब्याने के तुरंत बाद पशु को क्या खिलाना चाहिए ?

उ. ब्याने के तुरंत बाद से सप्ताह भर तक पशु को हल्का आहार देना चाहिए। जैसे दलहनी फसलों का सूखा चारा (हे), गेहूं का चोकर आदि। साथ ही 200–400 ग्राम गुड़ भी खिलाया जा सकता है जो पशु के शरीर को उर्जा प्रदान करता है। इसके बाद धीरे–धीरे दाना मिश्रण की मात्रा बढ़ानी चाहिए।

प्र.24 कलोर/पडिया या बफैलो हीफ़र का कृत्रिम गर्भाधान किस उम्र या वजन में किया जाना चाहिए ?

उ. लगभग 2 1/2 से 3 साल की उम्र और 300 से 350 कि.ग्रा. वजन होने पर ही प्रथम बार गर्भाधान कराना चाहिए। कम उम्र और वजन में गर्भाधान कराने से मां और बच्चे दोनों का स्वास्थ्य प्रभावित होता है।

प्र.25 गर्मी के मौसम में भैंस मद या गर्मी में नहीं आ रही है तो क्या करें?

उ. इसका कारण उष्मीय तनाव हो सकता है। पशु को सीधी धूप में खुले में ना बांधें, उसे किसी पेड़ की छाया या छप्पर के नीचे ही बांधें। दोपहर के समय दो–तीन बार उसे नहलाएं या पानी सींचें। पीने के लिए ठंडा पानी दें और हरा चारा खिलाएं। साथ ही 50 ग्राम खनिज मिश्रण भी प्रतिदिन खिलाएं। सुबह–सुबह गर्मी के लक्षणों की पहचान करें। सांड की मदद से गर्मी की पहचान करें।

प्र.26 ब्याने के 12 घंटे बाद भी पशु की जेर नहीं गिरने पर क्या करना चाहिए ?

उ. इस स्थिति को रिटेंशन ऑफ़ प्लेसेंटा (आर.ओ.पी.) या जेर का रुकना कहते हैं। ऐसा होने पर तुरंत पशु चिकित्सक की मदद से प्लेसेंटा को बाहर निकलवाना चाहिए और गर्भाशय का उपचार भी करवाना चाहिए। आयुर्वेदिक दवा जैसे रिप्लेंटा पाउडर 100 ग्राम और उसके बाद दिन में तीन–चार बार 50–60 ग्राम देना चाहिए। ऐसा ना करने पर गर्भाशय में मवाद बन सकता है और पशु में बांझपन आ सकता है।

प्र.27 गाभिन पशुओं में प्रसव काल से पहले या बाद में गर्भाशय (बेली) बाहर निकल रहा है। इसका कारण, बचाव और निवारण के उपाय बताएं ?

उ. यह समस्या अक्सर गर्भकाल के पूर्ण होने के आसपास या प्रसव के बाद हो सकती है। अधिकतर संकर नस्ल की गायों और भैंसों में यह समस्या होती है। इसका कारण शरीर में खनिज तत्वों (कैल्शियम और फॉस्फोरस) की कमी या गर्भाशय का संक्रमण हो सकता है। इससे बचाव के लिए गाभिन पशु को दाने के साथ प्रतिदिन 50 ग्राम खनिज मिश्रण अवश्य देना चाहिए। यह समस्या आने पर पहले गर्भाशय के बाहर निकले भाग को गन्दगी से बचा कर रखें। उसकी धुलाई गुनगुने पानी में कुछ दाने पोटैशियम परमैंगनेट मिला कर करें। पशु को आगे की तरफ ढलान वाली जगह में बांधें। "प्रोलेप्स–इन® (Prolapse-In®)" की 5 गोली सुबह और 5 गोली शाम को तीन दिन तक दें। पशु चिकित्सक की मदद से टोनोफोस्फेन® इंजेक्शन 15 मि.ली. तीन दिन तक लगवाएं। बहुत अधिक बाहर निकलने की स्थिति में तुरंत पशुचिकित्सक से परामर्श लें।

प्र.28 पशु के थनों में सूजन एवं कड़ापन है, दूध अचानक कम हो गया, और इसका रंग पीला है एवं दूध में चीथड़े या छीछड़े आते हैं। क्या समस्या है और उपचार बताएं ?

उ. यह लक्षण थनैला रोग के हैं। गंभीर रोग होने पर दूध में खून या मवाद भी आने लगता है। लक्षण दिखने पर तुरंत ही पशु–चिकित्सक से उपचार करवाना चाहिए, नहीं तो थन हमेशा के लिए ख़राब भी हो सकता है। बीमार पशुओं का दूध निकाल कर फेंक देना चाहिए। सूजन कम करने के लिए बर्फ

से सिकाई करनी चाहिए। संक्रमित थनों में दूध को पूरा निकालने के बाद दवाई (Pendistrin-SH®) भर देनी चाहिए। एक बार बीमारी होने पर इलाज होना बहुत मुश्किल होता है, इसलिए पुस्तिका में दिए हुए स्वच्छ दूध उत्पादन के सभी तरीकों को अपनाएँ।

प्र.29 पशुओं को दिन भर में क्या–क्या और कब–कब खिलाना चाहिए?

उ. हरे चारे की आवश्यक मात्रा को दिन में तीन–चार भागों में दें। हरे चारे को सूखे चारे के साथ मिलाकर ही दें। चारा खिलने के बाद दाना खिलाएं। दाना मिश्रण दिन में दो बार खिलाएं। दिन में दो से तीन बार पानी पिलायें। औसतन प्रतिदिन गाय 35–40 ली. तक पानी पीती है।

प्र.30 पशु खून के जैसा लाल रंग का पेशाब कर रहा है। क्या यह कोई बीमारी है ?

उ. हाँ। इस रोग को खूनी पेशाब या हीमो ग्लोबिन्यूरिया कहते हैं। यह पशु के शरीर में फॉस्फोरस नाम के खनिज तत्व की कमी आ जाने से होता है। ऐसे पशु जिनको केवल सूखा चारा, घास या पुआल खिलाया जाता है, उनमें यह रोग अधिक होता है। गर्भवती पशु या ब्याने के 2 से 3 सप्ताह में इस रोग के होने की सम्भावना अधिक होती है। यह रोग होने पर तुरंत पशु चिकित्सक से उपचार करवाना चाहिए।

प्र.31 वर्षा ऋतु में पशुओं में कौन–कौन से संक्रामक रोग हो सकते हैं?

उ. वर्षा ऋतु में पशुओं में बहुत से संक्रामक रोग फैल सकते हैं, जैसे खुरपका–मुंहपका, गलघोंटू, लंगड़ा बुखार, दस्त इत्यादि। इसलिए वर्षा ऋतु से पहले पशुओं का टीकाकरण अवश्य करना चाहिए।

प्र.32 थनैला रोग के रोकथाम के मुख्य उपाय कौन से हैं ?

उ. पशु आवास की नियमित रूप से सफाई की जानी चाहिए तथा मल–मूत्र को इकट्ठा नहीं होने देना चाहिए। दुहने से पहले हाथों और थनों को साफ़ करना चाहिए। नियमित अंतराल से दिन में दो बार दूध निकालना चाहिए। समय–समय पर दूध की जांच के लिए प्रारम्भिक दूध की कुछ धाराओं का रंग और गाढ़ापन देखना चाहिए।

प्र.33 पशुओं में टीकाकरण किस आयु में करवाना चाहिए ?

उ. जन्म के बाद चार से छह माह की आयु में पशु को टीका लगवाया जा सकता है।

प्र.34 क्या टीका लगवाने से पशु बीमार हो जाता है ?

उ. नहीं। टीका बहुत सी बीमारियों से बचाव के लिए लगाया जाता है। इससे पशु के शरीर में उन रोगों से लड़ने की क्षमता विकसित होती है। कभी–कभी टीकाकरण के स्थान पर कुछ सूजन हो सकती है और हल्का बुखार आ सकता है जो कि कुछ दिनों में अपने आप ठीक हो जाता है।

प्र.35 पशुओं को खनिज मिश्रण क्यों खिलाया जाना चाहिए ?

उ. खनिज मिश्रण में बहुत से खनिज तत्व होते हैं जो बहुत ही सूक्ष्म मात्रा में पशु की सामान्य वृद्धि, विकास, प्रजनन, रोग प्रतिरोधक क्षमता, दुग्ध उत्पादन इत्यादि के लिए आवश्यक होते हैं। खनिज मिश्रण खिलाने से इन सूक्ष्म तत्वों की कमी नहीं होती है जिससे बहुत से बीमारियाँ नहीं होतीं और पशु अच्छा उत्पादन कर पाता है।

प्र.36 मेरे पशु में कमजोरी आती जा रही है, उसके बाल झड़ रहे हैं और वजन नहीं बढ़ रहा है ?

उ. पशु के पेट में कीड़े (कृमि) हो सकते हैं। अतः उसे पशु चिकित्सक की सलाह से कृमिनाशक दवा खिलाएं।

❑❑❑

परिशिष्ट (Appendices)

1. वयस्क पशुधन इकाई (Adult Livestock Unit) निर्धारण

किसी डेयरी फार्म की विभिन्न आवश्यकताओं को ALU इकाई में निकाला जाता है।

एक बछड़ा (0–3 माह)	=	0.2 इकाई
एक बछड़ा (3–12 माह)	=	0.4 इकाई
कलोर/ओसर (2 वर्ष से कम)	=	0.6 इकाई
कलोर/ओसर (21/2 वर्ष तक)	=	0.8 इकाई
वयस्क गाय (30 माह से अधिक, 500 कि.ग्रा. वजन)	=	1 इकाई
वयस्क बैल	=	1.3 से 1.5 इकाई

उदहारणः यदि किसी डेयरी फार्म में 5 वयस्क गाय, 4 बछड़े (3 माह से कम) और 2 कलोर (2 वर्ष से कम) हैं तो
कुल वयस्क पशुधन इकाई = (4 X 0.2)+ (2 X 0.6) + 5 = 7 A.L.U.
इस प्रकार इस फार्म में कुल 11 पशु हैं जो 7 वयस्क इकाई के बराबर हैं।

2. पशु के शरीर की माप से उसका वजन निकलने का सूत्र

सूत्र का नाम	माप की इकाई	सूत्र	वजन की इकाई
शैफर का सूत्र (गाय और भैंस के लिए)	इंच	(लम्बाई x छाती की गोलाई^2)/660	कि.ग्रा.
मलिक का सूत्र (भैंस के लिए)	इंच	(25.15 x छाती की गोलाई) – 960.23	पोंड

3. पशु पालन और पशु चिकित्सा सम्बन्धी भारतीय कृषि अनु. संस्थान के विभिन्न सरकारी संस्थान

	संस्थान का नाम	स्थान
1.	राष्ट्रीय डेयरी अनुसन्धान संस्थान	करनाल, हरियाणा
2.	भारतीय पशु चिकित्सा अनुसन्धान संस्थान	बरेली, उत्तर प्रदेश
3.	केन्द्रीय पक्षी अनुसन्धान संस्थान	बरेली, उत्तर प्रदेश
4.	केन्द्रीय भैंस अनुसन्धान संस्थान	हिसार, हरियाणा
5.	केंद्रीय गोवंश अनुसंधान संस्थान	मेरठ, उत्तर प्रदेश
6.	केन्द्रीय बकरी अनुसंधान संस्थान,	मखदुम, मथुरा
7.	केन्द्रीय भेड़ और ऊन अनुसंधान संस्थान	अविकानगर, राजस्थान
8.	राष्ट्रीय पशु पोषण और कायिकी संस्थान	बेंगलुरु, कर्नाटक
9.	राष्ट्रीय उच्च सुरक्षा पशुरोग संस्थान,	भोपाल, म.प्र.
10.	राष्ट्रीय पशुरोग जानपदिक एवं सूचना विज्ञान संस्थान,	हैब्बल, बेंगलुरु
11.	राष्ट्रीय ऊंट अनुसंधान केन्द्र	बीकानेर, राजस्थान
12.	राष्ट्रीय अश्व अनुसंधान केन्द्र,	हिसार, हरियाणा
13.	राष्ट्रीय मांस अनुसंधान केन्द्र	हैदराबाद
14.	राष्ट्रीय मिथुन अनुसंधान केन्द्र,	मेदजीफेमा, नगालैंड
15.	राष्ट्रीय शूकर अनुसंधान केन्द्र,	गुवाहाटी, असम
16.	राष्ट्रीय याक अनुसंधान केन्द्र,	वेस्ट केमंग, अरुणाचल प्रदेश
17.	राष्ट्रीय पशु आनुवंशिकी संसाधन ब्यूरो	करनाल, हरियाणा
18.	कुक्कुट पालन अनुसंधान निदेशालय,	हैदराबाद
19.	खुर एवं मुंहपका रोग प्रायोजना निदेशालय,	मुक्तेश्वर, उत्तराखंड

4. दुधारू पशुओं में प्रजनन सम्बन्धी जानकारी

क्र. सं.	प्रजनन सम्बन्धी गुण	देशी गाय	संकर गाय	भैंस
1	वयस्क होने की आयु	24 माह	12–15 माह	24–30 माह
2	प्रथम गर्भाधान करने की आयु	30 माह	18–20 माह	30–36 माह
3	प्रथम गर्भधान पर वजन	250 कि.ग्रा	180–275 कि.ग्रा	300–350 कि.ग्रा
4	मदचक्र	17–24 दिन	21–23 दिन	21 दिन
5	मदकाल का समय	18 घंटे	18 घंटे	18 घंटे
6	ओवुलेसन का समय	मद के 12–16 घंटे के बाद		
7	गर्भाधान करने का उचित समय	मदकाल के मध्य में जब पशु अन्य पशु को चढ़ने देता है		
8	गर्भाधान दर		60 प्रतिशत	
9	प्रति गर्भाधान वीर्यसेचन	1.5 से 1.75 (यानी हर गर्भ के लिए औसत लगभग दो बार)		
10	गर्भकाल	280–290 दिन	280–290 दिन	305–318 दिन
11	शुष्क काल		60–90 दिन	
12	ब्याने के बाद प्रथम मद		40 दिन	
13	ब्याने के बाद प्रथम गर्भाधान		60 दिन या कम	
14	ब्याने के बाद गर्भ ठहरना		85–90 दिन	
15	दुग्ध काल		305 दिन	
17	दुग्ध उत्पादन (305 दिनों में)	1500–2000	3500–6000	1500–3000 कि.ग्रा.
18	बच्चे का जन्म के समय	25	25–35	30–40 वजन (कि.ग्रा.)

5. डेरी फार्म में मजदूरों की आवश्यकता सम्बन्धी जानकारी

उम्र / श्रेणी	पशुओं की संख्या	मजदूरों की आवश्यकता
0–3 माह के बछड़े	20	1
3–12 माह के बछड़े	30	1
12–18 माह की कलोर	30	1
शुष्क गाय	40	1
गाभिन गाय	20	1
ब्रीडिंग बैल	7	1
दुग्ध दोहन के लिए	16	1
मशीन से दूध दोहने के लिए	20–25	1
दोहने, दाना खिलाने और सफाई के लिए	10	1
गोबर की सफाई के लिए	40 वयस्क इकाई	1
चारे की कुट्टी के लिए	20 क्विंटल हरा	1

6. भारत सरकार द्वारा पशु पालन हेतु चलाई जा रही महत्वपूर्ण योजनायें :

क्र. सं.	योजना का नाम	शुरुआत का वर्ष	उद्देश्य
1.	राष्ट्रीय रिंडरपेस्ट उन्मूलन कार्यक्रम	1954 (1992 में पुनः संशोधित)	भारत के गौवंश में होने वाली रिंडरपेस्ट नामक बीमारी का उन्मूलन करना
2.	केन्द्रीय हर्ड पंजीकरण योजना (सी.एच.आर.एस.)	1962–63	अच्छी गुणवत्ता और नस्ल के उत्तम पशुओं का रिकॉर्ड रखना
3.	केन्द्रीय हिमीकृत सीमेन उत्पादन एवं प्रशिक्षण संस्थान, कर्नाटक	1969	उत्तम गुणवत्ता के सीमेन का उत्पादन

4. पशु संगरोध एवं प्रमाणीकरण सेवा	1969 (दिल्ली)	विदेशों से आने वाले पशुओं और उत्पादों से फैलने वाली बीमारियों को देश में फैलने से बचाव
5. दूध और दूध उत्पाद आदेश (एम.एम.पी.ओ.)	1992	डेयरी व्यापर को नियंत्रित करना
6. एकीकृत डेयरी विकास कार्यक्रम (आई.डी.डी.पी.)	1993—94	उत्तम दुधारू गौवंश का विकास करना
7. गौवंश और भैंस प्रजनन की राष्ट्रीय परियोजना (एन. पी. सी बी.बी.)	2000	कृत्रिम गर्भाधान के क्षेत्र का विकास
8. डेयरी/पोल्ट्री उद्यम राशि कोष	2004—05	आर्थिक सहायता देना
9. पशुधन बीमा योजना	2005—06	पशुपालकों के पशुओं के नुकसान को कम करना
10. राष्ट्रीय पशु स्वास्थ्य संस्थान, मेरठ	2006	वैक्सीन और जैविक उत्पादन के लिये लाइसेंस और नियमीकरण
11. डेयरी उद्यमिता विकास योजना	2010	आधुनिक डेयरी फार्म का विकास करना
12. राष्ट्रीय डेयरी प्लान	2011—12	पशुओं की उत्पादकता को बढ़ाना
13. राष्ट्रीय पशुधन मिशन	2014—15	पशुधन क्षेत्र का सतत विकास
14. राष्ट्रीय गोकुल मिशन	2014	देशी नस्लों का विकास और संरक्षण

❑❑❑